oekom

Dieses Buch wurde klimaneutral hergestellt. CO_2-Emissionen vermeiden, reduzieren, kompensieren – nach diesem Grundsatz handelt der oekom verlag. Unvermeidbare Emissionen kompensiert der Verlag durch Investitionen in ein Gold-Standard-Projekt. Mehr Informationen finden Sie unter: www.oekom.de

Bibliografische Information der Deutschen Nationalbibliothek

Die Deutsche Nationalbibliothek verzeichnet diese Publikation in der Deutschen Nationalbibliografie; detaillierte bibliografische Daten sind im Internet über http://dnb.d-nb.de abrufbar.

Gesellschaft für ökologische Kommunikation mbH
Waltherstraße 29, 80337 München

Visuelle Gestaltung: Torge Stoffers
Satz: oekom verlag
Lektorat: Dr. Manuel Schneider

Druck: Kessler Druck + Medien, Bobingen

Printed in Germany
ISBN 978-3-86581-216-2

FSC www.fsc.org RECYCLED Aus Recyclingmaterial FSC® C004192

Norbert Suchanek

Der Soja-Wahn

Wie eine Bohne ins Zwielicht gerät

Inhaltsverzeichnis

Einleitung

Seit mehr als vier Jahrzehnten ist Soja sprichwörtlich in aller Munde. Sei es – als Futtermittel – im Schweine- oder Rindersteak, in der Butter, im Hühnerei und im Putenschnitzel, sei es direkt als Sojamilch, Tofu, Miso und Sojasoße oder als Rohstoff in Margarine, Fleisch- und Käseimitat oder in Tausenden von anderen Produkten der erfindungsreichen Nahrungsmittelindustrie. Von der Schokolade bis zur Tütensuppe, von der Eiscreme bis zur Semmel: Sojabestandteile wie Lecithin, Sojaöl oder Sojamehl stecken fast überall drin, ohne dass wir es wissen. Selbst im »traditionellen«, den Franzosen eigentlich heiligen Baguette ist Sojamehl zugelassen. Doch nicht nur in Lebensmitteln ist Soja allgegenwärtig. Inhaltsstoffe der an Eiweiß reichen Wunderbohne finden ebenso in vielen technischen Produkten wie Farben und Lacken Anwendung. Selbst in Dynamit kann Sojaglycerin stecken.

Der Löwenanteil der jährlich mehr als 250 Millionen Tonnen weltweit geernteten Sojabohnen landet seit Jahrzehnten allerdings in den Futtertrögen. Über 60 Prozent der global verwendeten Eiweißfuttermittel sind Sojaschrot. Um ein Kilogramm Hühnerfleisch in der Massentierhaltung herzustellen, braucht es beispielsweise etwa 1,7 Kilogramm Mais und 0,6 Kilogramm Sojamehl; für ein Kilogramm Schweinefleisch aus der Tierfabrik rund 3,3 Kilogramm Mais und 1,2 Kilogramm Sojamehl. Rinder sind noch erheblich schlechtere Getreide- und Sojaverwerter. 16 Kilogramm Mastfutter sind notwendig, um ein Kilogramm Rindfleisch zu erzeugen.

Ohne Unmengen von importiertem Soja als Mastfutter sind Nordamerikas, Europas, Chinas und Japans tierquälerische Massentierhaltungen kaum denkbar. Um den derzeitigen Sojabedarf der deutschen Tierproduktion zu decken, wird laut Berechnungen des Bundes für Umwelt und Naturschutz (BUND) eine Fläche von rund 28.000 Quadratkilometern (2,8 Millionen Hektar) in Übersee beansprucht – und damit ein Gebiet größer als Mecklenburg-Vorpommern und das Saarland. »Unsere Kühe weiden am Rio de la Plata« – mit diesem nach wie vor gültigen Spruch haben bereits vor gut 20 Jahren Entwicklungsorganisationen auf die Problematik der Erzeugung von Futter in Brasilien für deutsche Milchkühe hingewiesen. Geändert hat sich nichts.

Die ökologischen und sozialen Folgen sind dramatisch: In Lateinamerika wurden Millionen von Hektar artenreiche Regenwald- und Trockengebiete, Naturweiden und kleinbäuerliche Kulturräume für Soja vernichtet, Tausende von Menschen aus ihren traditionellen Lebensräumen vertrieben, Flüsse und Grundwasser mit Pestiziden verseucht. In den USA verloren im Zuge der zunehmenden Industrialisierung des Sojaanbaus Millionen von Menschen ihr Land oder ihren Arbeitsplatz in der Landwirtschaft.

1987, als ich für eine Reportage über den Nationalpark Iguaçu im Südwesten Brasiliens recherchierte, sah ich erstmals dieses Sojameer. Schon damals hatten die Plantagen das Regenwaldschutzgebiet mit seinen spektakulären Wasserfällen im Bundesstaat Paraná regelrecht eingeschlossen und immer mehr Sojapflanzer machten sich auf nach Mato Grosso, dem großen Wald Brasiliens. Schon damals gab es Kritik an der sich wie ein Flächenbrand in Südamerika ausbreitenden Monokultur. Allerdings richtete sich diese Kritik noch hauptsächlich dagegen, dass Brasiliens Soja nur an Tiere verfüttert werde und nicht der direkten Bekämpfung des Hungers in der Welt diene. Nicht zur Debatte stand der von der Sojalobby über Jahrzehnte hinweg clever aufgebaute Mythos der Chinabohne als gesundem Nahrungsmittel für Jung und Alt und als idealem Fleischersatz für Vegetarier. Doch seit einigen Jahren entzaubern wissenschaftliche Studien zunehmend diesen Sojagesundheitskult. Statt uns vor Krebs, Herzanfall oder Menopause zu schützen, scheint der regelmäßige Konsum moderner Sojaprodukte eher das Gegenteil zu bewirken.

Während diese Skepsis gegenüber den gesundheitsfördernden Eigenschaften der Sojabohne in deren bisherigen Hauptverbraucherregionen, den USA und Europa, nach und nach mehr Raum gewinnt, steigert das Agrobusiness unbekümmert weiter die Produktion. Nicht Europa, sondern China ist heute der größte Importeur von Soja aus den USA und Lateinamerika. Gleichzeitig schickt sich die mächtige Sojalobby an, nicht nur neue Absatzmärkte, sondern ebenso neue Anbaugebiete in Paraguay und Bolivien sowie in den afrikanischen Flächenstaaten Angola und Mosambik zu schaffen.

Verarbeitet als Biodiesel soll Sojaöl nun das Klima retten und die Verbreitung der Massentierhaltung auf Basis von Sojaschrot soll den Amazonasregenwald vor der Abholzung bewahren. Selbst der wachsende Hunger in der Welt dient dem Agrobusiness heutzutage als »Verkaufsargument«. »Nachhaltig« angebautes Gen-Soja soll es möglich machen, die weltweit knapp eine Milliarde hungernde Menschen zu ernähren.

Höchste Zeit also für ein Buch über Soja, das sich kritisch mit den Heilsversprechungen des weltweiten Sojabooms auseinandersetzt. Auf dem Spiel stehen nicht nur Artenvielfalt und zahllose bäuerliche Existenzen, sondern ebenso die Gesundheit von Millionen von Menschen.

Dabei geht es nicht darum, die Bohne aus Ostasien grundsätzlich zu verdammen, sondern sie wieder auf ihren rechten, eher bescheidenen Platz im menschlichen Nahrungsspektrum zu rücken, wo sie seit Anbeginn ihrer Nutzung bis zum Ende des 19. Jahrhunderts hingehörte. Die »Wunderbohne« ist schlicht eine stickstoffanreichernde, im gemäßigten wie im subtropischen Klima gedeihende Leguminose wie Hunderte von anderen Bohnensorten auch – doch mit dem Unterschied, dass die Sojabohne nur in geringen Mengen und mit Vorsicht zu genießen ist!

Rio de Janeiro, im Juli 2010

1 Soja – gut für die Gesundheit?

»Länger gesund und fit mit Soja«, »Zehn gute Gründe, öfter mal Soja zu essen«, »Soja – Wundermittel gegen Krebs und Wechseljahre«, »Gesund und schön mit Soja«, »Soja – gut für Knochen, Herz und Hirn« … Der anhaltenden Informationsflut über die angeblichen gesundheitsfördernden Wirkungen der Sojabohne und der aus ihr hergestellten Produkte kann man seit Jahren kaum ausweichen. Soja gilt als Eiweißalternative für Allergiker, als Jungbrunnen, Schlankmacher, Wellnesswunder. Gesundheitsportale, Veganer- und Vegetarierforen, Reformhaus- und Naturkostmedien bis hin zu Frauenzeitschriften wie *Brigitte* und selbst konservative Nachrichtenmagazine wie *Focus* oder das *manager magazin* verbreiten bis heute – meist unkritisch – die Story von der Wunderbohne aus dem fernen China.

Kein Wunder also, dass die einst nur bei Vegetariern und Liebhabern der ostasiatischen Küche bekannte Bohne – verarbeitet zu Miso, Tofu, Tempeh, Natto, Shoyu, Sojadrinks oder Sojabrot – in den vergangenen 20 Jahren erfolgreich zu einem in keinem Supermarkt fehlenden Massenprodukt aufstieg. Jahr für Jahr verdient sich das Soja-Big-Business eine goldene Nase vor allem im »gesundheitsbewussten« Nordamerika. Dort wuchsen die Umsätze mit Sojanahrungsmitteln von 300 Millionen US-Dollar im Jahr 1992 auf vier Milliarden US-Dollar im Jahr 2008. Dabei legten insbesondere Sojagetränke kräftig zu. Deren Umsatz erhöhte sich in den USA zwischen 1980 und 2009 von 1,5 Millionen auf rund 800 Millionen US-Dollar. Spätestens 2014 soll die Milliardengrenze überschritten sein, erwartet die Soyfoods Association of North America. Dazu tragen vor allem Gesundheitsaspekte entscheidend bei. Laut der jüngsten Verbraucherbefragung des United Soybean Board halten 84 Prozent der Konsumenten in den USA Sojaprodukte für besonders gesundheitsfördernd.

Auch in Europa findet die Wunderbohne – verflüssigt im Tetrapak – immer mehr Abnehmer. Sojadrinks zählen seit Beginn des neuen Jahrtausends zu den stärksten Wachstumstreibern unserer Lebensmittelindustrie mit jährlichen Zuwachsraten von teilweise über 30 Prozent – unter anderem dank Firmen wie der auf Aromen und Geschmacksstoffe spezialisierten Wild-Gruppe aus Heidelberg. »Wir wollen Soja aus der Nische Reformhaus herausholen«, sagte 2003 ihr damaliger Geschäftsführer Hans-Peter Wild dem *manager magazin*. Als Zielgruppe habe der Getränkespezialist alle Verbraucher im Visier, die sich gesund ernähren wollen, vorrangig jedoch Frauen von Ende 20 bis Ende 30. Heute finden sich Sojamilch und Sojamixgetränke in allen Supermärkten. Der Verbrauch stieg in Deutschland von rund 30 Millionen Litern im Jahr 2004 auf etwa 45 Millionen Liter im Jahr 2008.

Krank durch Soja

Die Münchnerin Gudrun Wasner-Meyer ist eines der unternehmerischen »Urgesteine« der Naturkost- und Biobranche in Deutschland. Bereits seit Eröffnung des ersten Bioladens in München verfolgt sie die Entwicklung dieser auf ganzheitliche Gesundheit und Umweltschutz bedachten Branche als Journalistin und Verlegerin. Dabei legte die Vegetarierin auch für sich selbst Wert auf gesunde Nahrungsmittel, weshalb Sojaprodukte von Anfang an auf ihrer Einkaufsliste standen – bis sie schließlich daran erkrankte: Bauchschmerzen, Darmkrämpfe, Verdauungsstörungen. Die Beschwerden hörten erst auf, als sie gänzlich auf Soja in allen Formen verzichtete.

Die Verlegerin aus München ist kein Einzelfall, sondern lediglich eines von Tausenden von Opfern des Sojakonsums. Selbsthilfeforen im Internet zeigen, dass Menschen weltweit an der Wunderbohne erkranken. Dies gilt insbesondere für Menschen mit allergischer Veranlagung.

Milchersatz für Allergiker?

Ob für Kleinkinder oder Erwachsene: Soja wird seit über drei Jahrzehnten als gesunde Alternative für Menschen angepriesen, die allergisch auf Kuhmilch reagieren. Doch nun erweist sich Soja zusehends ebenfalls als starkes Allergen. Etliche Milchallergiker gerieten deshalb vom Regen in die Traufe. So reagiert in Deutschland rund ein Drittel der Kinder mit Milchunverträglichkeit auch auf Soja allergisch. »Ein Trugschluss ist, mit

Sojaeiweiß Allergien vorbeugen zu können. Das funktioniert nicht«, warnt Brigitte Neumann, Ernährungswissenschaftlerin aus Erlangen, auf der Website des Bayerischen Rundfunks, BR-online.de. »Viele reagieren auch allergisch auf das pflanzliche Eiweiß.«

Dies bestätigt auch der Deutsche Allergie- und Asthmabund (DAAB). Vor allem in den ganz jungen Bevölkerungsgruppen sei ein gehäuftes Auftreten von Sojaallergien festzustellen, so der DAAB. Denn bereits in den 1960er-Jahren kam Säuglingsnahrung auf Sojabasis als Muttermilchersatz auf den Markt. Sie wurde als vegane Alternative zur Kuhmilch und als Ersatznahrung bei vorliegender Kuhmilchallergie angeboten. »In dieser Generation bemerkte man so zuerst den Anstieg der Sojaallergien«, berichtet der DAAB. »Besonders bei den bereits sensibilisierten Kindern tritt häufig zusätzlich zu einer Kuhmilchallergie – in rund 30 Prozent der Fälle – eine Sojaallergie auf.« Inzwischen soll in Deutschland etwa eine von 100 Personen an einer Sojaallergie leiden – Tendenz steigend, warnte 2007 die Ernährungswissenschaftlerin und Buchautorin Kathrin Burger. »Ärzte bekommen immer mehr Zweifel, ob Soja wirklich ungefährlich ist.« Auch der DAAB rät Eltern von Kindern mit allergischer Disposition: »Atopiegefährdeten Säuglingen sollte keine Sojamilch zu prophylaktischen Zwecken im ersten Jahr gegeben werden.« Untersuchungen zur allergenen Aktivität verschiedener Sojaprodukte wie rohen Sojabohnen, Sojasprossen, fermentierter Sojasauce, Tempeh, Tofu und Miso hätten zwar gezeigt, dass Unterschiede zwischen den einzelnen Produkten existieren, jedoch sei für alle Proben eine allergene Restaktivität erkennbar gewesen, so der DAAB. »Es kann daher keine allgemeine Empfehlung bezüglich der (besseren / schlechteren) Verträglichkeit bestimmter Sojaprodukte gegeben werden.«

Nach Meinung der Allergologen des Paul-Ehrlich-Instituts in Langen gehört Soja heute zu den bedeutendsten allergenen Nahrungsmitteln in Europa. »In Schweden steht Soja bei verarbeiteten Lebensmitteln an zweiter Stelle der allergieauslösenden Nahrungsmittel und verursachte mit großer Wahrscheinlichkeit vier von sechs Todesfällen«, berichteten die Allergologen 2001 in ihrem Report *Versteckte Allergene in Lebensmitteln – noch immer ein Problem*. Schon in den 1980er-Jahren bezeichnete der Mediziner Stuart Berger Soja als eines der sieben schlimmsten Allergene (*sinister seven*).

Betroffen sind vor allem Menschen, die bereits unter anderen Allergien leiden. So starben zwischen 1993 und 1996 in Schweden vier Kinder durch einen allergischen Schock, ausgelöst durch mit Soja gestreckte Fleischprodukte: Hamburger, Fleischbällchen und Kebab. Laut schwedischem Forscherteam hatten alle vier Opfer eine bereits erkannte Allergie auf Nüsse. Dass sie auch auf Soja allergisch sein könnten, war den Eltern nicht bekannt. Schließlich warnten die schwedischen Behörden: »Wenn Ihr Kind allergisch auf Erdnüsse ist, müssen Sie alle Sojaprodukte sowie Erdnüsse aus der Ernährung Ihres Kindes streichen. Das Leben Ihres Kindes könnte davon abhängen.«

Besondere Vorsicht ist auch für Menschen geboten, die auf Birkenpollen reagieren. »Mindestens jeder fünfte Birkenpollensensibilisierte weist eine Kreuzreaktion mit Soja auf«, stellten 2007 Ärzte des Floridsdorfer Allergiezentrums in Wien fest. »35 Prozent von 186 befragten Birkenpollenallergikern gaben an, bereits Sojaprodukte konsumiert zu haben, wovon 20 Prozent allergische Symptome entwickelten. Sojadrinks waren für den Großteil der Reaktionen verantwortlich.« Aber auch Tofu, Sojasprossen, Sojadesserts oder Sojajoghurt enthielten relevante Allergenmengen. Laut Informationen der Nahrungsmittelindustrie (The Soy Connection) seien hochraffinierte Sojaöle und Sojalecithin zwar sicher für Sojaallergiker. Doch der DAAB relativiert: Sojalecithin sei »in den meisten Fällen verträglich« – nicht jedoch in allen. Selbst niedrige Konzentrationen von in modernen Nahrungsmitteln verstecktem Soja könnten bei Menschen mit einer entsprechenden Disposition einen möglicherweise tödlichen Allergieschock auslösen.

Wechseljahre und Krebs – hilft Soja?

Schon seit vielen Jahren rätseln die Schulmediziner über das Phänomen, dass Frauen in Ostasien, vor allem Japanerinnen, kaum unter der sogenannten Menopause leiden. Bis heute weiß zwar niemand genau, weshalb Europäerinnen erheblich stärkere Wechseljahresbeschwerden haben als japanische Frauen, dennoch wird Soja als das Wundermittel gegen die Menopause propagiert. Denn zum einen nehmen Wissenschaftler einen traditionell hohen Sojakonsum in Asien an, zum anderen stecken in der Wunderbohne tatsächlich reichlich Phytohormone. Dazu gehören auch die Isoflavone, die dem weiblichen Sexualhormon Östrogen ähneln, ähnliche Wirkungen haben und die deshalb auch Phytoöstrogene heißen. Aus den Sojabohnen extrahiert und konzentriert, sollen diese Pflanzenhormone als »Nahrungsergänzungsmittel« deshalb gerade auch Nicht-Asiatinnen eine beschwerdefreie Menopause verschaffen. Das zumindest vermuten und versprechen Sojaforscher und Sojaindustrie.

Laut einem Bericht der Zeitschrift *Bild der Frau* könne bereits vier Wochen nach täglicher Aufnahme der Sojaisoflavone ein Rückgang von Reizbarkeit, Hitzeschüben und Schlafstörungen beobachtet werden. Das hätten Untersuchungen eines englischen Forscherteams der Universität Leeds ergeben. Doch nach Erfahrung des ärztlichen Direktors der Universitäts-Frauenklinik Erlangen, Matthias Beckmann, hätten diese Nahrungsergänzungsmittel »bis dato nicht in größeren Studien gezeigt, dass sie bei Frauen mit starken Wechseljahresbeschwerden helfen«. Noch klarer drückt sich der US-Mediziner und Menopauseforscher Gregory Burke von der Wake Forest University School of Medicine aus: »Die meisten Studien zeigten, dass Soja keinen Effekt auf Menopausesymptome hat.« Soja lindere Wechseljahresbeschwerden nicht besser als Placebos.

Die Kritik, dass die Hormone der Wunderbohne vielleicht doch nicht so gut gegen Wechseljahresbeschwerden wirken wie erhofft, kontert die Sojabranche mit einem weiteren Gesundheitsargument: Die Phytohormone aus Soja könnten gegen Krebs schützen. Als Beweis dient abermals die angeblich viel

Soja essende Ostasiatin, die durchschnittlich weniger Brustkrebs und weniger Gebärmutterhalskarzinome entwickelt als die europäische Durchschnittsfrau. Entgegen der Behauptung, die Menschen zu schädigen, seien Sojaisoflavone eher dafür bekannt, dass sie einen gewissen Schutz gegen hormonell bedingte Krankheiten bieten, eingeschlossen bestimmte Krebsarten, schreibt Mary Wiley von der Vereinigung der Sojaproduzenten in Ontario. »Isoflavone haben gezeigt, dass sie Prostata-, Brust- und Dickdarmkrebs reduzieren, das Entstehen von Osteoporose verlangsamen und die Symptome der Menopause lindern«, zitiert sie 2009 den Sojaforscher Istvan Rajcan.

Doch andere Wissenschaftler warnen zur Vorsicht: Soja sei nicht uneingeschränkt für Frauen in den Wechseljahren zu empfehlen, da die Phytohormone krebserregend wirken könnten. Wolfgang Wuttke, Endokrinologe an der Universität Göttingen: »Frauen in den Wechseljahren, die krebsgefährdet oder an Brust- oder Gebärmutterhalskrebs erkrankt sind, sollten sich darum nicht über lange Zeit sojareich ernähren oder gar Präparate einnehmen.« Hintergrund dieser Warnung sind Tierversuche an Ratten. Die verabreichten Sojahormone ließen die Krebszellen von Rattenweibchen schneller wachsen. »Das ist problematisch, weil ein Großteil der Frauen nach der Menopause Minitumore in der Brust trägt, die sich aber oft nicht zu großen Tumoren auswachsen«, erläutert Wolfgang Wuttke.

Befürworter der Sojabohne kontern: Versuche an Ratten seien wenig aussagekräftig, da Mensch und Nagetier ziemlich unterschiedliche Arten seien. Beim Schwein, einem unserer engsten Verwandten, läuft dieses Argument allerdings ins Leere. Am deutschen Forschungsinstitut für die Biologie landwirtschaftlicher Nutztiere (FBN) durchgeführte Versuche an Schweinemuskelzellen ergaben, dass hohe Isoflavondosen zellschädigend sein können. Die Ernährung mit Produkten, die Soja in hohen Konzentrationen enthalten, könne deshalb bei Menschen und Tieren negative Folgen haben, so das Forschungsinstitut.

Wissenschaftler des Karlsruher Instituts für Lebensmittelchemie und Toxikologie wiederum haben die Wirkungen der Zwischen- und Endprodukte, die beim Abbau der Phytoöstrogene im Körper entstehen, untersucht. Nach Aussagen des Institutsleiters Manfred Metzler seien die ersten Ergebnisse leider sehr beunruhigend: Einige der Zwischenprodukte ähnelten nämlich bekannten krebserregenden Stoffen. Konkret stellten die Karlsruher Forscher fest, dass drei der in Soja enthaltenen Phytoöstrogene den Mechanismus der Zellteilung stören. »Das heißt, dass diese Substanzen und einige ihrer Abbauprodukte potenziell krebserregend sind«, so Metzler.

Bereits 2001 wird in einem Bericht des *Arznei-Telegramms* vor der Einnahme der Sojaisoflavone gewarnt. Ein klinischer Nutzen von Phytoöstrogenen sei nicht belegt und ihre Anwendung bei Beschwerden in den Wechseljahren oder zur Prophylaxe von Osteoporose und Herzerkrankungen sei therapeutisch nicht zu begründen. Andererseits förderten die Isoflavone namens Genistein und Daidzein in Labor- und Tierversuchen das

Tumorwachstum und beeinträchtigten die Wirksamkeit des Antiöstrogens Tamoxifen. Wissenschaftler befürchten daher, dass Sojapräparate das Brustkrebsrisiko erhöhen könnten und empfehlen Brustkrebspatientinnen deshalb, von den Präparaten unbedingt Abstand zu nehmen.

Das Bundesamt für Risikobewertung (BfR) bewertete 2007 die Isoflavone in Nahrungsergänzungsmitteln ebenfalls als bedenklich: »In toxikologischen Untersuchungen zeigte sich, dass Isoflavone, wenn sie in isolierter oder angereicherter Form und hoher Dosierung gegeben werden, die Funktion der Schilddrüse beeinträchtigen und das Brustdrüsengewebe verändern können. Dabei ist nicht auszuschließen, dass diese als östrogenähnlich anzusehenden Effekte auch die Entwicklung von Brustkrebs fördern können.« Auch ein Jahr später blieb das BfR bei dieser kritischen Haltung: »Da Frauen in und nach der Menopause ohnehin ein erhöhtes Brustkrebsrisiko aufweisen, ist aus Sicht des BfR die längerfristige Einnahme von Nahrungsergänzungsmitteln mit einem hohen Gehalt an Isoflavonen für diese Verbrauchergruppe nicht ohne Risiko.« Als besonders gefährdet durch die Phytohormone gilt die Risikogruppe, bei der in der Familie bereits Brustkrebs-, Gebärmutterhalskrebs- oder Eierstockkrebsfälle vorkamen. »Diese Frauen«, so der Direktor der Erlanger Uni-Frauenklinik, Matthias Beckmann, »sind sicherlich nicht geeignet [für eine Selbstmedikation mit Phytohormonen aus Soja – N.S.], weil man einfach nicht weiß, wie sich die Phytoöstrogene bei diesen Frauen verhalten und ob sie nicht zu einer Erhöhung des Risikos führten.«

Gefährliche Sexualhormone im Baby-Sojadrink

Ob Sojaphytohormone nun wirklich gegen Menopause oder Krebs helfen können oder eher doch schädlich sind, wird wohl noch einige Jahre umstritten sein. Unstrittig ist hingegen, dass diese den weiblichen Hormonen gleichenden Isoflavone aus der Sojabohne definitiv einen gewissen hormonellen Einfluss auf den menschlichen Körper haben. Betroffen sind deshalb vor allem die Jüngsten unter uns, weil sich deren Organismus noch im Entwicklungsprozess befindet. Nach Meinung der Ernährungswissenschaftlerin Kathrin Burger sollte aus diesem Grund Sojamilch bei Säuglingen nicht erste Wahl sein. Schließlich entfalten die darin enthaltenen Phytoöstrogene »hormonähnliche Wirkungen im Körper und docken an Rezeptoren in Geschlechtsorganen, Leber oder Gehirn an«. Der neuseeländische Biochemiker Mike Fitzpatrick an der Auckland-Universität hat ausgerechnet, dass Babys, die mit Sojaformula gefüttert werden, täglich 38 Milligramm Isoflavone aufnehmen. Dies entspräche der täglichen Einnahme von etwa fünf Antibabypillen.

Das empfindliche Hormongleichgewicht des kindlichen Organismus könnte aus dem Lot geraten, da im Blut der Kleinkinder nur geringe Mengen an Geschlechtshormonen zirkulieren, befürchtet auch der Vorsitzende der Ernährungskommission der Deutschen Gesellschaft für Kinder- und Jugendmedizin (DGKJ), Berthold Koletzko. Babys sollten daher im ersten Lebensjahr keine Säuglingsnahrung auf Sojabasis bekommen. Eine Langzeitstudie habe außerdem gezeigt, dass junge Erwachsene, die als Säuglinge Soja erhalten hatten, doppelt so häufig mit antiallergischen und antiasthmatischen Medikamenten behandelt werden mussten. Das BfR kommt zum Ergebnis: »Wie sich eine erhöhte Zufuhr an Isoflavonen bei Säuglingen langfristig auswirkt, ist nicht abschließend geklärt.« Säuglingsnahrungen aus Sojaeiweiß seien jedenfalls kein Ersatz für Kuhmilchprodukte. »Nicht oder nicht voll gestillte Säuglinge sollten sie nur in begründeten Ausnahmefällen und nach ärztlicher Empfehlung regelmäßig bekommen. Sojanahrung für Säuglinge ist nicht für die Ernährung gesunder Säuglinge gedacht.«

Die Probleme, die durch Sojababynahrung ausgelöst werden können, sind nach Auffassung der US-amerikanischen Weston A. Price Foundation zahlreich und reichen von erhöhter Aluminiumaufnahme, Kropf und Verhaltensstörungen bis hin zu Hirnschäden. Doch eines der größten Probleme sei die Störung des Hormonhaushaltes durch die Phytoöstrogene: Schon vor mehr als 50 Jahren hätten Wissenschaftler festgestellt, dass Isoflavone die Fortpflanzung beeinträchtigen können. Fruchtbarkeitsstörungen durch Phytoöstrogene wurden bereits bei Kühen, Schafen, Hasen, Meerschweinchen, Mäusen, Vögeln und Raubkatzen beobachtet.

»Während erst jüngst Wissenschaftler entdeckten, dass Soja den Testosteronspiegel senkt, wurde Tofu in buddhistischen Klöstern traditionell verwandt, um die Libido zu verringern«, erläutert Kaayla T. Daniel, US-amerikanische Ernährungswissenschaftlerin und Buchautorin (*The Whole Soy Story*). Sojahormone gefährdeten vor allem die mit Milchersatz ernährten Säuglinge und Kinder, da sich deren Körper noch in der Entwicklungsphase befindet. Die zugeführte hohe Menge an Pflanzenhormonen mit weiblichem »Charakter« könnte die physische und psychische Entwicklung männlicher Kinder stören. So hätten Kinderärzte seit Markteinführung der Sojababynahrung in den USA eine wachsende Zahl von Jungen mit verspäteter oder gar nicht einsetzender männlicher Reife sowie mit unterentwickelten Geschlechtsorganen und Kryptorchismus (nicht tastbare Hoden) festgestellt.

Aber auch für Mädchen bedeute die Ernährung mit Sojaprodukten mitunter schlechte Nachrichten. Aufgrund der Zunahme an Pflanzenöstrogenen – durch Umwelt und Sojanahrung – setze bei ihnen die Pubertät zunehmend früher ein. Dies könne später zu Menstruations- und Fruchtbarkeitsstörungen bis hin zu Brustkrebs führen. Die gute Nachricht sei, so Gail Elbek in ihrem Report *Why Babies Should not be Fed Soy,* dass aufgrund der wachsenden Kritik am Sojakonsum der Anteil der mit Sojaformula gefütterten Babies in den letzten Jahren in den USA von 22,5 Prozent auf zwölf Prozent zurückgegangen ist. Die schlechte Nachricht hingegen sei, dass staatliche Hilfsprogramme in Nordamerika weiterhin sojahaltige Milchersatznahrung routinemäßig gerade an Mütter der farbigen Minderheiten – Asiaten und Indianer, Latein- und Afroamerikaner – verteilen.

Mehr Haare – weniger Spermien

Eitle Männer mit Haarverlust können aufatmen. Es gibt ein Mittel, das die unter zu viel Testosteron leidenden Kopfhaare wieder sprießen lässt: die Sojabohne. Doch Vorsicht! Denn die männliche Haarpracht wird möglicherweise ziemlich teuer mit Verlust an Manneskraft und schlaffen Muskeln bezahlt.

Laut Mary Wiley von der Vereinigung der Sojabohnenpflanzer Ontarios zeige eine Studie, dass man nicht früh genug damit anfangen könne, Soja zu essen, und dass es selbst für gesunde Menschen Vorteile bringe. Ihrer Meinung nach gilt dies insbesondere für Männer. Alison Duncan von der Universität Guelph habe festgestellt, dass die Phytohormone das Risiko, an Prostatakrebs zu erkranken, reduzierten. Die Untersuchung, publiziert im *Journal of Nutrition*, zeige zudem keine negativen Effekte auf die männliche Zeugungsfähigkeit, wenn die Hormonspiegel in normalen Größenordnungen blieben. Duncan habe zudem herausgefunden, dass Sojaeiweiß die für Herzerkrankungen gefährlichen Blutfette bei gesunden Männern reduzieren könne, berichtete Mary Wiley 2009.

Das sehen Ernährungsforscher der Harvard-Universität in Boston allerdings anders. Soja könne ihren 2008 publizierten Forschungen zufolge auch für gesunde Männer nachteilig sein. Bis dato hatten Wissenschaftler Fruchtbarkeitsstörungen, ausgelöst durch den Verzehr von Soja und den darin enthaltenen pflanzlichen Hormonen, nur bei (anderen) Säugetieren nachgewiesen. Doch laut Untersuchung der Harvard-Forscher kann bereits eine Portion Tofu pro Tag auch die Zahl der menschlichen Spermien verringern. In der Studie des Fortpflanzungsmediziners Jorge Chavarro, 2008 publiziert im Fachblatt *Human Reproduction*, zeigten besonders Männer, die viel Soja aßen und zudem dick waren, die schlechtesten Spermienwerte. Konkret produzierten die Männer, die am meisten Sojaprodukte konsumierten (etwa eine Portion Tofu oder ein Liter Sojamilch pro Tag) im Durchschnitt nur 41 Millionen Spermien pro Milliliter Ejakulat. Der »normal« essende Durchschnittsmann hingegen produziert mehr als das Doppelte an Spermien (zwischen 80 und 120 Millionen Spermien je Milliliter Ejakulat).

Eine 2007 in der medizinischen Fachzeitschrift *Journal of Clinical Nutrition* veröffentlichte Vergleichsstudie widerlegt schließlich auch den Mythos, dass Sojaproteine besonders gut für den Muskelaufbau seien. Die Forscher der kanadischen McMaster-Universität in Hamilton ließen junge Männer Hanteln stemmen. Eine Versuchsgruppe bekam danach zwei Gläser entrahmte Milch zu trinken, die andere Gruppe die entsprechende Proteinmenge in Form eines Sojadrinks. Ergebnis nach zehn Wochen: Die Milchtrinker hatten ein fast doppelt so starkes Muskelwachstum wie die Soja trinkende Vergleichsgruppe.

Für die Weston A. Price Foundation ist längst klar, dass die Wunderbohne – in großen Mengen genossen – gerade für Männer nicht von Vorteil ist. Aufmerksam geworden durch die sojakritische Publikation *Soy Alert,* wandten sich Anfang 2007 US-Häftlinge im Staat Illinois mit einem Hilfegesuch an die in Washington ansässige Stiftung. Die Gefängnisinsassen klagten über schwere Krankheitsbeschwerden, die wahrscheinlich durch die extrem sojareiche Häftlingskost ausgelöst wurden. Die Symptome reichten von Durchfall, Erbrechen, starken Schmerzen in den Verdauungsorganen und Panikattacken bis hin zu Akne und Depressionen. Nach Meinung der Forscher der Weston A. Price Foundation litten vor allem die jüngeren Gefängnisinsassen unter dieser erzwungenen Sojadiät – sie befürchteten, dadurch ihre Zeugungsfähigkeit verlieren zu können. Den Häftlingen wurde vonseiten der Gefängnisverwaltung lapidar mitgeteilt, wenn ihnen das Sojaessen nicht schmecke, dann könnten sie es ja stehen lassen.

Verantwortlich für die Zwangsdiät mit Soja war Rod Blagojevich, der Gouverneur von Illinois. Der Staat ist seit 1924 Soja-Hauptanbaugebiet der USA und zudem eines der Zentren von Sojaforschung und Sojaindustrie mit entsprechendem Einfluss. Laut Informationen der Weston A. Price Foundation war der weltgrößte Sojakonzern Archer Daniels Midland (ADM) einer der Hauptsponsoren der Gouverneurswahl Blagojevichs. Kein Wunder also, dass der Gouverneur nur kurze Zeit nach seiner Wahl 2002 die Gefängnisverpflegung zugunsten der Sojabranche umstellen ließ. Ab 2003 bekamen die Häftlinge in Illinois nur noch geringe Mengen Fleisch, dafür umso mehr Sojaproteine. Kuhmilchkäse wurde durch Sojakäse ersetzt, Sojamehl und Sojaprotein wurden den Backwaren zugesetzt. Offiziell hieß es, Gouverneur Blagojevich wolle nur Kosten einsparen. De facto hat er für die in Amerika einflussreiche Sojaindustrie einen neuen lukrativen Absatzmarkt für ihre Sojaprodukte aufgetan.

Zum Abschluss des Kapitels die gute Nachricht für Männer, die zu ihrer Glatze stehen und auf Soja verzichten: Die neueste Studie der University of Washington School of Medicine kam 2010 zu dem Ergebnis, dass Männer, die schon mit 30 Jahren eine Glatze bekommen, länger leben und weniger wahrscheinlich an Prostatakrebs erkranken. Fast gleichzeitig kam die *Study of Health in Pomerania (SHIP)* unter Federführung des Instituts für Klinische Chemie und Laboratoriumsmedizin der Universität Greifswald zu dem Ergebnis: »Männer mit niedrigem Testosteronspiegel leiden häufiger unter Fettleibigkeit, Bluthochdruck und Diabetes Typ 2 und sterben eher.«

Fazit: Testosteron ist offenbar gesünder als der »Testosteronsenker« Soja.

2 Margarine aus Soja – gesünder als Butter?

Ob *Homo erectus* oder *Homo habilis,* ob Neandertaler oder *Australopithecus:* Seit Beginn der Menschheitsgeschichte vor über zwei Millionen Jahren stehen sowohl viele tierische als auch pflanzliche Fette auf unserem Speiseplan. Anhand Struktur und Abnutzung fossiler Zähne schließen Menschenforscher, dass unsere ältesten Vorfahren sowohl härtere Nahrung wie Nüsse als auch zähere Nahrung wie Fleisch aßen. »Der Stoffwechsel des Menschen hatte also genügend Zeit, sich an das Vorhandensein von Fetten zu gewöhnen. Ein eindrückliches Beispiel hierfür ist unser Herz, das 60 bis 90 Prozent seiner Energie aus Fetten bezieht«, so der Ernährungswissenschaftler Paolo Colombani von der Eidgenössischen Technischen Hochschule (ETH) Zürich.

Gerade in den gemäßigten Breiten Europas und Asiens waren Schweineschmalz und Butter für Jahrhunderte die bevorzugten Fette zum Kochen, Braten und Backen. Noch bis Anfang der 1960er-Jahre galten in Deutschland ein frisches Schwarzbrot, fingerdick mit Butter oder mit gesalzenem Griebenschmalz bestrichen, eine Schlachtplatte mit fetten Blutwürsten oder Sauerkraut gekocht mit Schweineschmalz als kulinarische Köstlichkeiten und nicht als tödliches Attentat auf die Herzarterien. Doch dann setzte recht plötzlich die Wende ein. *Rama, Sanella* und Co. eroberten die Frühstückstische und häuslichen Backstuben. Das Industrieprodukt Pflanzenmargarine wurde nicht nur mit aller Macht der neuen Fernsehwerbung als für die ganze Familie gesundes, täglich zu konsumierendes Lebensmittel in die Haushalte gedrückt. Parallel zur offiziellen Firmenpropaganda bombardierten auch Forschungsinstitute und Wissenschaftsteams die Menschheit mit Studien, die die zur Margarineherstellung verwendeten ungesättigten Fettsäuren lobten und umgekehrt alle tierischen Fette, vor allem aber Butter, Speck und Schmalz sowie die vor Cholesterin nur so strotzenden Eier als die universalen Krankmacher verdammten.

Fette Lügen ... und ihre fatalen Folgen

Arterienverkalkung (Arteriosklerose), Schlaganfall und Gehirnschlag, Herzinfarkt und andere Herzerkrankungen, aber auch Brustkrebs, Gebärmutterhalskrebs, Darmkrebs, Prostatakrebs: An all diesen Krankheiten trage der Konsum tierischer Fette mit ihren langkettigen gesättigten Fettsäuren sowie der Eierkonsum die Haupt- oder zumindest eine Teilschuld.

Kaum ein Ernährungsratgeber, kaum ein Massenmedium, das nicht vor Butter, Schweinebraten, fetten Bratwürsten und Salamis warnte. Selbst die Umweltschutzorganisation Greenpeace konnte es sich nicht verkneifen und zog 1998 in ihrem Magazin über die tierischen Fette her und bezeichnete deren Verzehr als eine der vier »Todsünden«: »Die fettreiche Ernährung strapaziert Herz und Kreislauf. Cholesterin, das überwiegend aus tierischen Fetten stammt, lagert sich in den Arterien ab, sie verhärten und verengen sich, im schlimmsten Fall kommt es zum Verschluss der Schlagadern. Je nachdem, welche Blutgefäße betroffen sind, kann die Durchblutungsstörung zum Schlaganfall oder zum Herzinfarkt führen«, so der Bericht. Wer fett- und fleischreich esse, gehe zudem ein höheres Risiko ein, an Krebs zu erkranken.

Gleichfalls »wissenschaftlich« verteufelt wurde das Fett der Kokosnuss, das besonders in den tropischen Küstenregionen seit Menschengedenken genutzte Koch- und Bratfett. Das aufgrund seiner langkettigen gesättigten Fettsäuren bei Zimmertemperatur feste Kokosöl hatte aber zu Beginn des 20. Jahrhunderts auch in Europa und Nordamerika seinen festen Platz vor allem in Bratpfannen, Friteusen, Frittenbuden und in der Margarineproduktion. Doch auch die Fettsäuren dieser Tropennuss – so wie die tierischen Fette – galten plötzlich als Auslöser tödlicher Zivilisationskrankheiten. Die Gesundheit der Menschheit stand also auf dem Spiel. Ob in Europa oder Nordamerika, selbst im traditionell kokosnussreichen Brasilien stiegen die Menschen, gedrängt von Medien, Ärzten und einem Heer frisch ausgebildeter Ernährungsberater, auf industriell erzeugte Margarinen und Pflanzenöl um. Schließlich ging es ja um die eigene und die Gesundheit der ganzen Familie!

Heute wissen wir: Der Griff zur modernen Margarine und zu industriellen, vor allem auf Sojabasis synthetisierten Pflanzenölen und Pflanzenfetten war die falsche Entscheidung und hat bis heute sehr wahrscheinlich Zehntausenden von Menschen das Leben gekostet! Statt uns gesund zu machen und vor Herzschäden zu bewahren, haben »Ersatzbutter« und »Ersatzfette« gerade das Risiko von tödlichen Herzkreislauferkrankungen *erhöht.* Denn um aus dem chemisch raffinierten Sojaöl ein bei Zimmertemperatur streichfähiges, der Butter ähnliches Kunstprodukt zu zaubern, muss das Öl gehärtet werden: Die Mehrfachbindungen der Fettsäuren werden aufgebrochen und mit Wasserstoff hydriert. Dabei entstehen künstliche Transfettsäuren – und die haben es in sich.

Transfette – lukrativ und krankmachend

Eins vorneweg: Cholesterin (Cholesterol) ist ein lebenswichtiger Bestandteil unserer Zellen und Vorstufe wichtiger Hormone wie Testosteron. Unser Gehirn beispielsweise besteht zu zehn bis 20 Prozent aus Cholesterin. Die Medizin unterscheidet heute zwei verschiedene gebundene Formen von Cholesterin: LDL-Cholesterin (Low Density Lipoprotein Cholesterol) transportiert Cholesterin von der Leber über die Gefäße zum Gewebe. Ist »LDL« erhöht, kann es sich an den Arterienwänden ablagern und die Entstehung von Arteriosklerose fördern. HDL-Cholesterin (High Density Lipoprotein Cholesterol) hingegen transportiert Cholesterin von den Gefäßen zurück in die Leber und vermindert so das Risiko einer Ateriosklerose. Die künstlichen Transfette, die bei der Herstellung von »Ersatzbutter«

und »-fetten« entstehen, führen unter anderem zu einer Veränderung des Blutcholesterins, indem sie das »gute« HDL-Cholesterin senken und das »schlechte« LDL erhöhen.

Das Risiko von Herzkreislaufbeschwerden bis hin zu Schlaganfällen und tödlichen Herzinfarkten nehme mit dem Verzehr von Transfetten zu, warnen denn auch seit einigen Jahren nicht nur die Ernährungsforscher der ETH Zürich. Schon 1975 registrierte der britische Forscher Leo Thomas vermehrt Todesfälle durch Arteriosklerose in den Teilen Großbritanniens mit dem höchsten Margarinekonsum und dem geringsten Butterverbrauch. Auch eine Studie des Ernährungsforschers Walter Willet von der Harvard-Universität konnte bereits vor Jahren einen Zusammenhang zwischen Margarinekonsum und Herzkrankheiten nachweisen. Seinen Erkenntnissen zufolge stürben in den USA jährlich eine große Zahl Menschen durch künstliche Transfette. »Bereits fünf Gramm Transfettsäuren täglich steigern das Risiko, ein Herzkreislaufleiden zu bekommen, um 25 Prozent«, meldete das *New England Journal of Medicine* im Jahr 2006. US-Forscher berechneten in derselben Fachzeitschrift 2007, dass Transfettsäuren in den USA 27.000 Todesfälle pro Jahr verursachten, 1.400 allein in New York. Im Jahr 2010 veröffentlichten Forscher im *British Medical Journal,* dass allein im Vereinigten Königreich im Schnitt 7.000 bis 11.000 Menschen pro Jahr eine tödliche Herzattacke aufgrund ihres Transfettkonsums erlitten.

Wenn bereits fünf Gramm der Industrietransfette täglich genügen, um die Wahrscheinlichkeit eines Herzinfarkts um bis zu 25 Prozent zu erhöhen, ist also eine Gesundheitsgefährdung durch diese Industriekonstrukte kaum zu vermeiden. Denn fast die doppelte Menge kann bereits in einer Portion Pommes frites stecken! Je nach Produktionsfirma besteht seit Jahren in industriellen Backwaren und in frittierten Produkten bis zu 45 Prozent des Fettanteils aus künstlichen Transfettsäuren, weil diese schlicht billiger als Butter sind und den fetthaltigen Nahrungsmitteln eine längere Haltbarkeit verleihen.

Gefährdet sind besonders Kinder, da sie Hauptkonsumenten dieser oft »transfetten« Massenprodukte wie Burger, Kartoffelchips und großindustriell hergestellter Kekse und Backwaren aus Plunder- oder Blätterteig sind. Für solche Produkte »anfällige« Kinder nehmen deutlich mehr Transfettsäuren auf, als nach heutigem Wissensstand gesundheitlich verträglich ist. Die Weltgesundheitsorganisation empfiehlt, dass höchstens ein Prozent des täglichen Energiebedarfs aus künstlichen Transfettsäuren stammen sollte. Erwachsene sollten demzufolge nicht mehr als etwa 2,6 Gramm Transfette aufnehmen, Schulkinder nicht mehr als 1,5 Gramm. Doch bereits eine Portion Mikrowellen-Popcorn kann über vier Gramm schädliche Transfettsäuren in unseren Körper befördern.

Neueren Studien zufolge beschränkt sich die Gesundheitsschädlichkeit der künstlichen Transfette wahrscheinlich nicht nur auf Herz und Blutgefäße. Laut ETH Zürich störten sie ebenso den Stoffwechsel der übrigen Fettsäuren im Körper und erhöhten damit das Risiko für verschiedenste Krankheiten. Bluthochdruck, Diabetes, die Schwächung des Immunsystems, auch Alzheimer und die gefährliche, seltene Darmerkrankung Morbus Crohn sowie Unfruchtbarkeit bei Frauen stehen heute auf der langen Verdachtsliste der von den industriell hergestellten Transfetten ausgelösten oder begünstigten Krankheiten. Selbst Ungeborene kommen nicht ungeschoren davon, wenn die werdenden Mütter Fast Food oder andere Transfettprodukte zu sich nehmen. Die so ins noch ungeborene Kind gelangenden Transfette stehen im Verdacht, die Entwicklung des Fötus zu stören. So ergaben bereits vor über zehn Jahren Untersuchungen an der Münchner Universitäts-Kinderpoliklinik, dass Transfette für ein geringeres Gewicht bei der Geburt verantwortlich sind. Auch die kindlichen Sinnesorgane und das Nervensystem könnten geschädigt werden.

Grundsätzlich sollten Schwangere, Kinder, insbesondere Kleinkinder, chronisch Kranke und Menschen mit Stoffwechselstörungen auf die gefährlichen Fette verzichten, raten Experten. Weitere Studien befürchten, dass die industriellen Transfettsäuren sogar bis in die Muttermilch gelängen. »Das ist bestimmt nicht sinnvoll«, bemerkt ETH-Forscher Colombani lakonisch. Die Transfette industriellen Ursprungs nützten dem Menschen schlichtweg nichts. Colombani: »Wir kennen keinen einzigen Hinweis auf eine positive Wirkung.«

Die Margarineindustrie sah hingegen jahrelang nur Vorteile in den Transfetten. Diese wurden anfangs sogar ausdrücklich mit der »wissenschaftlichen« Begründung, sie seien gesund für den Menschen, bei der Lebensmittelherstellung in großen Mengen eingesetzt. »Früher hat man mehr auf höhere Transfettgehalte gehärtet, da man annahm, dass sie den Cholesterinspiegel weniger erhöhen als gesättigte Fettsäuren«, schreibt das von der deutschen Margarineindustrie gegründete Margarine-Institut für gesunde Ernährung. Doch heute sei dies anders. Die Margarineindustrie halte nun »den Gehalt an Transfettsäuren unbedenklich niedrig«. Die Herstellungsmethoden seien in Deutschland so weit entwickelt, dass dabei nur sehr geringe Mengen gebildet würden. Deutschland habe deshalb heute auch kein Transfettproblem.

Dies sieht Gerhard Jahreis vom Institut für Ernährungswissenschaften der Friedrich-Schiller-Universität Jena anders. Seinen Erkenntnissen zufolge weisen Industriemargarinen, die in Deutschland bei Backwaren eingesetzt werden, teilweise immer noch hohe Gehalte an Transfettsäuren von bis zu 50 Prozent der Gesamtfettsäuren auf. Für das Bundesinstitut für Risikobewertung besteht deshalb durchaus »insbesondere Handlungsbedarf bezüglich der Reduzierung der Transfettsäuren in Industriemargarinen«.

Teil der »Verharmlosungsstrategie« der Margarineindustrie ist es auch, die Transfettsäuren, die natürlicherweise in den Fetten von Rindern, Kühen und Lämmern inklusive ihrer Milch in geringen Mengen vorhanden sind, in einen Topf mit den künstlichen Transfetten zu werfen. »Transfettsäuren kommen in Fleisch und Milchprodukten vor«, so das Margarine-Institut. »Sie werden im Magen von Wiederkäuern durch Fermentation gebildet, aus dem Darm absorbiert und in die Gewebe und in die Milch übergeführt.« Transfettsäuren könnten lediglich »auch« bei der Härtung von Pflanzenölen entstehen.

Doch dies ist nur die halbe Wahrheit. Zwar entstehen einige der im Tiermagen gebildeten Transfette tatsächlich auch bei der industriellen Erzeugung, doch der künstliche Transfettcocktail ist erheblich umfangreicher als der natürliche. Die Ernährungswissenschaftler der ETH Zürich sagen dazu: »Natürliche Transfette kommen vor allem in tierischen Produkten von Wiederkäuern wie Kühen vor. Doch diese Transfettsäuren kann der Körper in den Stoffwechsel einbringen und verarbeiten. Nicht jedoch die künstlich erzeugten Transfettsäuren aus Pflanzenölen. Diese stören unter anderem den Stoffwechsel der übrigen Fettsäuren und erhöhen das Risiko für Krankheiten.« Natürliche Transfettsäuren der tierischen Fette hätten den Erkenntnissen der Züricher Wissenschaftler zufolge keine negativen Auswirkungen. Künstliche Transfettsäuren hingegen seien schädlich – und sonst gar nichts!

Erste Beschränkungen und Verbote

Die Anfang des 21. Jahrhunderts zunehmend veröffentlichten Forschungsergebnisse wurden derart erdrückend, dass 2004 Dänemark als erstes Land der Welt den Maximalgehalt von künstlichen Transfettsäuren in Nahrungsmitteln auf zwei Prozent beschränkte. Die Rate der tödlichen Herzinfarkte ist im Staate Dänemark seitdem um 20 Prozent gesunken. Seit 2008 stehen die gefährlichen Kunstfette auch in der Schweiz auf dem Index. New York wiederum war die erste Metropole der USA, die die Verwendung von Transfetten in Restaurants ab 2008 verbot. Allein die Verbannung der künstlich gehärteten Fette aus den Gastronomiebetrieben könne 200 bis 500 New Yorkern pro Jahr das Leben retten, schätzte die städtische Gesundheitsbehörde.

Auch in Philadelphia und Seattle bestehen inzwischen ähnliche Verordnungen. Grund genug für das gesundheitsbewusste Kalifornien, um 2008 als erster US-Staat die industriellen Transfette auf die Schwarze Liste zu setzen. Kaliforniens Restaurants und Backstuben dürfen ab 2010 respektive 2011 diese gesundheitsschädlichen Fette nicht mehr verwenden. »Herzkrankheiten sind die häufigste Todesursache in Kalifornien«, begründet Gouverneur Arnold Schwarzenegger dieses Verbot. »Das Gesetz wird helfen, diese gefährliche Substanz aus den Nahrungsmitteln zu verbannen, die die Kalifornier essen.«

Das gleichfalls traditionell auf gesunde Ernährung Wert legende Österreich konnte da dem aus der Steiermark stammenden US-Gouverneur und »Terminator« kaum nachstehen. 2009 erließ die Regierung in Wien die *Österreichische Transfettsäuren Verordnung,* die – noch vor Schwarzeneggers Gesetz – bereits am 1. September 2009 in Kraft trat und den Transfettgehalt von Nahrungsmitteln auf vier Prozent beschränkt. Seit 2010 fordern nun Ärzte in England und den USA ein landesweites, wenn nicht sogar weltweites Verbot dieser offensichtlich tödlichen Industriefette. Es sei höchste Zeit anzuerkennen, dass die künstlichen Transfette ein Gift sind, das keinen Platz in der globalen Ernährung haben darf, schreibt die britische Ernährungsjournalistin Caroline Scott-Thomas.

Bereits im Dezember 2008 hielt das BfR es für notwendig, in Deutschland den Gehalt der künstlichen Transfette in Lebensmitteln auf weniger als zwei Prozent der Gesamtfettsäurekonzentration zu begrenzen. Zwar konnte sich das BfR damit bislang politisch nicht durchsetzen, doch im Juni 2010 beschloss das EU-Parlament zumindest eine Kennzeichnungspflicht der Transfettgehalte.

Wieder erlaubt: Blut, Fleisch und Milch

Während zum einen nun die Schädlichkeit der seit über 60 Jahren auf den Markt drängenden Margarinen immer stärker zutage tritt, haben andere Studien die einst verteufelten gesättigten Fettsäuren wieder rehabilitiert: Kokosfett ist erstens gesund und zweitens ideal zum Kochen, Braten und Frittieren, eben weil es viele gesättigte Fettsäuren, vor allem Laurinsäure, enthält. Die langkettigen gesättigten Fettsäuren der Kokosnuss sind letztlich der Grund dafür, dass beim Erhitzen über 180 Grad Celsius keine schädlichen Verbindungen entstehen. Darüber hinaus kann Kokosfett krankheitserregende Viren und Bakterien im Körper bekämpfen, die Leber vor Alkoholschäden schützen, das Immunsystem unterstützen und zu einer Normalisierung der Körperfettwerte führen. Vergleichsstudien zeigen außerdem, dass die Menschen in den Kokosnussländern und Inselstaaten Polynesien, Thailand und den Philippinen, deren Ernährung reich an gesättigten Fetten ist, gesunde Blutgefäße haben. Gleiches gilt für die kenianischen Massai, vorausgesetzt, sie ernähren sich traditionell wie bis in die 1960er-Jahre fast ausschließlich mit fettreicher Milch, Blut und Fleisch.

»Blut stand noch in den 1960er-Jahren regelmäßig auf dem Speiseplan der Massai. Daneben ernährte sich das ostafrikanische Volk fast ausschließlich von der Milch und dem Fleisch von Rindern. Diese Ernährung lieferte ihnen täglich fast 3.000 Kalorien, überwiegend aus gesättigten Fettsäuren. Wer jetzt aber glaubt, dass die meisten Nomaden aufgrund dessen an Herzinfarkt oder Schlaganfall starben, irrt«, schrieb Kirsten Segler 2008 in ihrem Artikel *Die Fettlüge*.

Dass die tierischen Fettsäuren kaum wirkliche Krankheitsmacher sein können, zeigt allein schon ein genauerer Blick auf die Zusammensetzung des für die Menschheit wichtigsten Nahrungsmittels: die Muttermilch. Sie besteht zu 40 bis 50 Prozent aus gesättigten Fettsäuren. Auch die schulmedizinische Forschung hat die tierischen Fette längst rehabilitiert. So wertete 1998 der dänische Arzt Uffe Ravnskov medizinische Studien zu Fetten und Herzerkrankungen aus. Ergebnis: In lediglich vier der 62 von ihm herangezogenen Studien fand er einen Zusammenhang zwischen gesättigten Fettsäuren und Herzkreislaufbeschwerden, während die überwiegende Mehrheit der Forschungsarbeiten diese Korrelation nicht bestätigen konnte.

Angesichts all dieser längst bekannten und auf der Hand liegenden Fakten stellt sich automatisch die Frage: Was steckt hinter diesem globalen Schwenk von dem traditionellen Konsum von Fleisch, Schmalz, Milch, Butter, Kokosnuss und Blut hin zu den großindustriell produzierten Produkten wie Margarine und ungesättigten Pflanzenölen? Was ist die Ursache für dieses globale »Brainwashing«, das traditionelle Lebensmittel verdammen und durch hoch industrialisierte Massenprodukte ersetzen konnte? Die Antwort liefert der heute mit Abstand wichtigste globale Pflanzenöl- und Margarinehauptrohstoff: Soja!

Wie Soja in die Margarine kam

Sojaöl kam für die erste Ersatzbutter noch nicht zum Einsatz, sondern hauptsächlich »Reststoffe«, Fette aus der Fleischproduktion und Milchverarbeitung sowie Kokos- und Palmfette aus den Kolonien, denn die sogenannte Fetthärtung war damals noch unbekannt. Man forschte jedoch bereits seit Ende des 19. Jahrhunderts daran. Basierend auf den Experimenten des französischen Nahrungsmittelchemikers Paul Sabatier erlangte 1902 der deutsche Wilhelm Normann das erste praktikable Patent zur Fetthärtung, das heißt Hydrogenisierung von ungesättigten Fettsäuren mithilfe von Nickelpulver als Katalysator. Die neue Technik wurde allerdings zunächst bei der Herstellung von Kerzen aus billigen Walölen eingesetzt. Erst als der Kerzenbedarf zurückging, wurden die später aus Pflanzenölen erzeugten Kunstfette zunehmend zur Margarineproduktion verwendet. Wilhelm Normanns Erfindung fand dabei auch rasch Anklang in den USA. 1909 kaufte die Firma Procter & Gamble in Cincinnati die US-Patentrechte der deutschen Erfindung auf und begann zwei Jahre später mit der industriellen Produktion von Backfett auf der Basis von gehärtetem Baumwollsamenöl.

Soja, importiert aus dem damaligen Hauptanbaugebiet, der Mandschurei, wurde zwar bereits vor dem Ersten Weltkrieg bei der Fetthärtung in Europa verwendet. Es diente aber nur in geringem Umfang zur Margarineherstellung. Erst ab etwa 1928 setzten die deutschen Margarineproduzenten vermehrt Sojaöl ein. Inwieweit der persönliche Einfluss Adolf Hitlers bei der Margarinezusammensetzung eine Rolle spielte, ist kaum untersucht. Obwohl Hitler von den Segnungen der Sojabohne überzeugt und einer ihrer größten Förderer war, habe er Margarine eher nicht gemocht, so die Sojahistoriker William Shurtleff und Akiko Aoyag. Als natürliche Nahrungsmittel bevorzugender Vegetarier habe er Margarine als »unnatürlich« empfunden.

Auch in den USA stieg noch vor Ausbruch des Zweiten Weltkriegs die Nutzung von Soja in der Margarineproduktion stark an. Die Regierung förderte dabei nicht nur die Sojaverarbeitung, sondern gerade auch den Anbau der Wunderbohne aus China. Zwischen 1932 und 1939 explodierte der Sojaöleinsatz von 1,3 Tonnen auf über 32.000 Tonnen jährlich. Damit begann der Aufstieg der USA zur globalen Sojamacht. Die Phase des Zweiten Weltkriegs war extrem wichtig für den »Erfolg« der Margarinebranche in den USA. Die Butterrationierung brachte der »Kunstbutter« Hunderttausende neuer Konsumenten. Gleichzeitig setzte sich immer mehr das »heimische«, in den USA produzierte Sojaöl als Hauptrohstoff durch, zum Nachteil des importierten Kokosfetts.

Parallel und mithilfe der Sojaforschung schritt seit Anfang des 20. Jahrhunderts die Industrialisierung der Land- und Viehwirtschaft rasch voran. Die Umstellung von Weidehaltung zu tierquälerischer Massentierhaltung führte dank neuer Futtermitteltechniken zum wachsenden Einsatz von Sojaschrot als Rinder- und Hühnerfutter. In Nordamerika produziertes Soja wurde nach dem Zweiten Weltkrieg zum wichtigsten Rohstoff für die Massenproduktion von Lebensmitteln in den USA wie auch in Europa. Denn der Kriegsgewinner USA konnte sein Soja ohne Einfuhrbeschränkungen und zollfrei in die Staaten der sich bildenden europäischen Wirtschaftsgemeinschaft exportieren. Die Verwendung von Sojaschrot im Tierfutter stieg kontinuierlich an. Für das dabei in zunehmendem Maße anfallende Nebenprodukt Sojaöl musste der Markt weiter geöffnet, das heißt die anderen Fette, vor allem Kokosfett, verdrängt werden. Außerdem galt es, die natürlichen und in der Regel viel schmackhafteren tierischen Konkurrenzprodukte dauerhaft aus dem Weg zu räumen. Dies konnte nur auf zwei Wegen geschehen: mit ökonomischen oder besser noch mit wie auch immer konstruierten Gesundheitsargumenten!

Wissenschaft im Dienste der Werbung

Die »wissenschaftliche« Kampagne gegen gesättigte Fettsäuren, insbesondere gegen die tierischen Fette, begann bereits in den 1950er-Jahren. 1953 klagte der amerikanische Physiologe Ancel Keys die Fette erstmals als herzschädigend an: Je höher die Fettaufnahme, desto höher sei die Infarktrate. Diese Aussage hatte eine wissenschaftlich äußerst dünne Basis, da sie lediglich auf einem simplen Vergleich der Verfügbarkeit von Fetten und der Infarktsterblichkeit in sechs Ländern beruhte: USA, Kanada, England, Italien, Australien und Japan. Doch hätte Ancel Keys alle damals zur Verfügung stehenden Daten von insgesamt 22 Ländern berücksichtigt, wäre keine Relation zwischen Herzerkrankungen und Fettkonsum festzustellen gewesen, kritisierte bereits 1957 der Forscher Jacob Yerushalmy von der Berkeley-Universität in Kalifornien. Dennoch blieb Keys unbewiesene Anti-Fett-Aussage internationale Referenz. Mehr noch, seine folgenden Studien griffen vor allem die gesättigten Fette als Herzkreislaufbösewichte an: eine auf wackligsten Beinen stehende Theorie, die dennoch zu einem schier unumstößlichen »wissenschaftlichen« Dogma verfestigt wurde, passte sie doch ideal zur Pro-Soja- und Pro-Margarine-Kampagne der aufstrebenden Nahrungsmittel- und Sojakonzerne.

Wissenschaftlich tatsächlich kaum stichhaltige, schlecht durchgeführte Studien wurden, wenn sie ins Bild passten, hochgelobt – anderslautende Ergebnisse kritischer Forscher hingegen kleingeredet oder uminterpretiert, stellt der amerikanische Wissenschaftsjournalist Gary Taubes in seinem Buch *Good Calories, Bad Calories* fest. Aufgrund dieser offensichtlich mangelhaften Objektivität insbesondere der Ernährungswissenschaften und der Medizin standen und stehen den Industrielobbyisten und Marketingstrategen Tür und Tor zur Manipulation offen. Gleichzeitig wusste die Industrie die Erkenntnisse über die schon in den 1960er-Jahren nachgewiesenen schädlichen Wirkungen der industriellen, teilweise gehärteten und mit krebserregenden Transfettsäuren durchsetzten Fette für Jahrzehnte erfolgreich zu unterdrücken.

Mary G. Enig, Ernährungswissenschaftlerin, Buchautorin und Mitglied der Amerikanischen Gesellschaft für Ernährungswissenschaften, berichtet von Einzelheiten dieser Verschleierungstaktik der Industrie: »1965 wurde die American Heart Association (AHA) von einem Beauftragten der Firma Procter & Gamble Pharmaceuticals aufgefordert, in ihrem Bericht über die Wechselwirkungen zwischen Herzzustand und Ernährung jegliche Beziehung zu Transfettsäuren zu entfernen. Das in diesem Sinne geänderte offizielle Dokument ermutigte zum Verzehr teilweise gehärteter Fette.« Dennoch habe der Lobbyist von Procter & Gamble schließlich eine leitende Position in der Herzforschung bekommen. Die Pflanzenölindustrie trieb so – trotz der Bedenken von ihr unabhängiger Forscher – rücksichtslos den wachsenden Verbrauch der industriellen, teilweise gehärteten Pflanzenfette voran, bei gleichzeitiger Verdammung der natürlichen gesättigten Fette. Dies geschah nicht nur in den USA, sondern weltweit. »Die Margarineindustrie muss sich heute nachsagen lassen, sie habe weite Teile der etablierten Ernährungswissenschaft schlicht gekauft«, kommentierte die *Süddeutsche Zeitung* 1979 die damalige Entwicklung.

Es ist kaum abzuschätzen, wie viel Leid, wie viele Menschenleben diese mit »wissenschaftlichen« Lügen oder Falschinterpretationen betriebene Zwangsumstellung der Ernährung von Hunderten von Millionen von Menschen kostete und noch kosten wird. Denn während die mit Transfettsäuren belasteten

Produkte aus Dänemark, der Schweiz und Österreich weitestgehend verbannt sind, werden sie weiterhin skrupellos im Rest der Welt, vor allem in den sogenannten Entwicklungs- und Schwellenländern wie Brasilien zulasten der traditionell verwendeten natürlichen und gesunden Öle und Fette verbreitet – teilweise sogar im Namen von Nahrungsmittelhilfe.

Aufgrund der nicht mehr von der Hand zu weisenden Kritik an künstlichen Transfetten haben die Margarineproduzenten heute zum Teil den Herstellungsprozess verändert, um deren Gehalte zu reduzieren. Inzwischen gibt es auch Margarinen gänzlich ohne künstlich gehärtete Fette. Als Basis wird bei diesen transfettfreien Produkten meist das Fett der seit den 1980er-Jahren in tropischen »Entwicklungsländern« im großen Maßstab angebauten Ölpalme verwendet, was wiederum ökologisch – so wie Sojamonokulturen – kaum zu vertreten ist: Ölpalmplantagen sind in Südostasien und zunehmend auch in Lateinamerika eine der Hauptursachen von Regenwaldvernichtung und Landraub.

3 Soja statt Gras – schlecht für Tier und Mensch

Seit Mitte des 20. Jahrhunderts ist Soja schier untrennbar mit der Massentierhaltung verbunden. Ob Huhn, Pute, Schwein, Rind, Schaf, Damwild oder neuerdings auch Zuchtlachs und Shrimps: Sojaschrot ist dank seines hohen Proteingehalts Bestandteil vieler Kraftfuttermischungen zur Steigerung der Fleisch-, Milch- und Eierproduktion. Die Futtertröge der europäischen wie der ostasiatischen Massentierhaltung stehen in Brasilien, Argentinien, Paraguay, Bolivien und natürlich in der Sojahochburg USA. 97 Prozent der fast ausschließlich genmanipulierten US-Sojabohnen und etwa 80 Prozent der globalen Sojabohnenproduktion werden verfüttert. Das gilt auch für Deutschland, das jährlich (2008) rund drei Millionen Tonnen Sojabohnen und zwei Millionen Tonnen Sojaschrot für die Tiere in den Fleisch-, Milch- und Eierfabriken importiert.

Von der Weide in den Stall

Doch gerade Wiederkäuer wie Rind und Schaf sind von Natur aus Gras- und keine Sojafresser. Auch Schweine und Hühner waren vormals eher Weide- denn »Getreidetiere«. Tatsächlich ist die Sojabohne in ihrem natürlichen, ausgereiften Zustand Gift für das Vieh. Die Verfütterung von Sojaschrot oder Sojamehl war auch nicht die Absicht der Agrarexperten, die Ende des 19. Jahrhunderts die chinesische Wunderbohne in die USA und Europa einführten. Es galt vielmehr, das sich abzeichnende Stickstoffversorgungsproblem anderer Monokulturen wie Mais und Baumwolle zu beheben, denn die Produktion von Stickstoff (in Form von Nitrat) mittels Haber-Bosch-Synthese war damals noch nicht erfunden. Die Lösung sollte Soja sein, das wie alle Bohnenarten mithilfe von Bodenorganismen Luftstickstoff speichern und zudem begehrtes Pflanzenöl liefern kann.

Traditionell wurde der trockene »Abfall« der Sojaölproduktion als Dünger auf die Reisfelder gekippt. Anfang des 20. Jahrhunderts dienten in den USA die noch grünen Sojafelder auch meist als Schweine- und Hühnerweide sowie das Heu der gesamten Sojapflanze als Winterfutter. Tierfabriken gab es noch nicht. Man setzte das entölte Mehl aber bereits in der menschlichen Ernährung sowie ansatzweise im Tierfutter ein. 1935 allerdings gelang dem US-Wissenschaftler James W. Hayward mit seiner Doktorarbeit der Durchbruch, der ihn auch zum Direktor der Sojaforschungsabteilung des bis heute im Futtermittelbusiness führenden US-Konzerns ADM machte. Seine folgenreiche Entdeckung: Das Mehl muss lediglich ausreichend erhitzt

(»getoastet«) werden, um die giftigen Enzymhemmer auszuschalten. Die Bohne enthält für Mensch und Tier giftige Substanzen, unter anderem Trypsininhibitoren, die das für die Proteinaufnahme wichtige Enzym Trypsin blockieren und damit den Eiweißstoffwechsel stören. Seitdem gibt es kein Halten mehr.

Bereits 1941 gelangte das meiste des in den USA produzierten Sojamehls in die Futtertröge vor allem von Milchkühen. Ab 1946 schließlich stieg die Nachfrage nach Sojaschrot als Tierfutter stärker an als die nach Pflanzenöl. Das einstige Hauptprodukt Sojaöl wurde zum Nebenprodukt. Seitdem stehen immer mehr Hühner, Schweine, Rinder, Kühe und Schafe nicht mehr auf der Weide, sondern im Massenstall. Hauptverbraucher ist die weltweit rasch wachsende Geflügelbranche. Laut US-Landwirtschaftsbehörde gingen in den USA 2009 rund elf Millionen Tonnen Soja in die Geflügelzucht, sechs Millionen Tonnen in die Schweine- und drei Millionen Tonnen in die Rindermast sowie zwei Millionen Tonnen in die Milchproduktion. Nicht nur Tier-, Umwelt- und Artenschutz leiden unter dieser Umstellung von der Weide- auf die Stallhaltung. Mit vorprogrammiert ist ebenso der Verlust von Omega-3-Fettsäuren.

Milch und Fleisch waren früher gesünder

»Omega-3-Fettsäuren« ist der Überbegriff für die gesundheitlich wichtigen Fettsäuren Eicosapentaensäure (EPA) und Docosahexaensäure (DHA). Diese spezielle Gruppe innerhalb der mehrfach ungesättigten Fettsäuren gehört zu den essenziellen

Fettsäuren – sie sind lebensnotwendig, können aber vom Körper nicht selbst hergestellt werden und müssen mit der Nahrung aufgenommen werden. Ihre »Gegenspieler« sind die Omega-6-Fettsäuren – vornehmlich die Arachidonsäure. Die Schulmedizin geht heute davon aus, dass Omega-3-Fettsäuren blutdrucksenkend und entzündungshemmend wirken, das Herzkreislaufsystem unterstützen, bei Allergien helfen und eine schützende Wirkung bei verschiedenen Krebsarten haben. Deshalb propagieren Ernährungsexperten den Verzehr von Fisch, zum Beispiel Sardinen und vor allem Lachs, weil deren Fett relativ reich an Omega-3-Fettsäuren ist. Was den meisten Deutschen – und mit ihnen dem Rest der Welt – nahezu unbekannt ist, ist, dass schlichtes Gras viel mehr Omega-3-Fettsäuren enthält als das hochgelobte Soja. Und unter anderem auf das Verhältnis der Omega-Fettsäuren kommt es an!

Man ist, was man isst, und das gilt genauso für Huhn und Rindvieh. Daher hat die nahezu globale Ernährungsumstellung der Viehzucht auf Mais und Soja gleichzeitig auch eine Veränderung der menschlichen Ernährung zur Folge. Auch Rinder können die langen, mehrfach ungesättigten Fettsäuren nicht selbst herstellen. Der Gehalt an Omega-3-Fettsäuren im Fleisch- oder Milchfett ist daher vom Futter abhängig. Wer sich ausschließlich von Mais und Soja ernährt, hat dementsprechend schlechte Karten. Mais enthält 29-mal mehr, Weizen 14-mal mehr und Soja sieben- bis elfmal mehr Omega-6- als Omega-3-Fettsäuren. Gras hingegen enthält etwa dreimal mehr Omega-3- als Omega-6-Fettsäuren! Würden wir Fleisch oder Milch ausschließlich von Weidetieren zu uns nehmen, hätten wir faktisch keine Probleme mit der Omega-3-Versorgung. Milch und Fleisch von weidenden Rindern, Kühen und Schafen haben für die menschliche Gesundheit fast ideale Omega-6- zu Omega-3-Verhältnisse zwischen zwei bis fünf zu eins. Doch leider fressen die meisten unserer Eier-, Fleisch-, Milch- und Käsequellen seit über 50 Jahren kaum noch Gras oder grasfressende Insekten. Die industrialisierte Menschheit wird mit Omega-6-Fettsäuren regelrecht »gemästet«. Deutsche haben inzwischen erschreckend unnatürliche Omega-Verhältnisse im Körper von bis zu 25 zu eins.

Fair und gesund

Je mehr Gras, desto mehr gesunde Omega-3-Fettsäuren. Es hat eben seinen tieferen Grund, warum Wiederkäuer – Rind, Schaf, Ziege, Hirsch und Reh – von Natur aus kein Soja, sondern vor allem die in den Gräsern vorhandene Cellulose zu unserem Nutzen (Fleisch, Milch, Leder, Wolle, Milch und Käse) verarbeiten können. Auch Hühner und Schweine sind eher Alles- denn Sojafresser.

Allmählich setzen sich diese Erkenntnisse durch. Das 2009 mit 120 Milchbauern aus Bayern, Hessen und Baden-Württemberg gestartete Projekt »Die faire Milch« beispielsweise bringt die Kuh wieder vermehrt auf die Weide und die Milch zu besseren Omega-3-Werten. Die »fairen Milchbauern« verzichten nicht nur auf genmanipuliertes, sondern auf jegliches

Sojaschrot bei der Fütterung und garantieren einen mindestens 60-prozentigen Grünlandanteil der Futterfläche.

»Wesentliches Ziel ist es, die Besonderheit der Milchkuh als Wiederkäuer zu beachten: Der Wiederkäuer ist der einzige Organismus, der Cellulose (Rohfaser), der wesentliche Bestandteil von Gras, für die menschliche Ernährung erschließen kann«, erläutert Daniel Weiß vom Wissenschaftszentrum Weihenstephan für Ernährung, Landnutzung und Umwelt. »Nur mit der Kuh ist es deshalb möglich, vielfach ökologisch wertvolle Grünlandflächen zu nutzen. Nachhaltige Milcherzeugung fokussiert sich daher auf eine optimale Nutzung von Grünland und beschränkt den Einsatz von Konzentratfuttermitteln. Gentechnisch veränderte Futtermittel sowie aus ökologisch wie sozialen Gesichtspunkten bedenkliche Futtermittel wie Soja oder Maiskleber werden nicht eingesetzt.«

Bio ist nicht immer öko

Unverständlich ist, dass diese schon lange bekannten Omega-3-Erkenntnisse gerade von der auf der Gesundheitswelle schwimmenden Biobranche noch nicht genügend berücksichtigt werden. Zwar gibt es viele bodenständige Biobauern, die seit jeher auf Soja verzichten. Dennoch erlauben manche Biorichtlinien den Einsatz von »Biosoja« als Futtermittel. So werden schon seit Jahren Tausende von Tonnen biologisch angebauten Sojas aus China in Europas Biomastbetrieben verfüttert. Biosoja gibt es längst auch aus Brasilien. Mit ökologischer oder gesundheitlicher

Verantwortung haben diese weitgereisten »Biofuttermittelimporte« allerdings nichts zu tun.

Kaum verständlich ist auch, dass der gravierende Fehler des 20. Jahrhunderts, nämlich Grasfresser zu Soja- und Maisfressern zu machen, heute wiederholt wird, indem nun fleischfressende Zuchtfischarten wie Lachs und Forelle, aber auch Garnelen zunehmend mit Soja gemästet werden. Die wegen ihres hohen Verbrauchs an Fischmehl und Fischöl aus Wildfängen kritisierte Aquakulturbranche will damit ihren Kopf aus der Schlinge ziehen und »Umweltbewusstsein« zeigen. Selbst die Biobranche erlaubt den Einsatz von Soja (natürlich »aus Bioanbau«) in der Fisch- und Garnelenzucht. Dass damit der angeblich gesunde Omega-3-Lachs tatsächlich zunehmend zum »ungesunden« Omega-6-Zuchtlachs mutiert, steht auf einem anderen Blatt. Doch keine Angst: Die Gentechnikkonzerne haben auch dafür – zumindest für konventionell wirtschaftende Aquakulturen – bereits eine Lösung parat: genmanipulierte Sojapflanzen mit erhöhten Omega-3-Fettsäuregehalten.

4 Soja und Asien – mehr Mythos als Wahrheit

Es gibt wohl kaum einen ernährungsbewussten Menschen auf unserem Planeten, der noch nicht von der angeblich viele Jahrtausende alten Geschichte des Sojaanbaus in China gelesen oder gehört hat. Gebetsmühlenartig beginnt schließlich fast jeder Text über die asiatische Bohne – ob in Boulevardblättern, Alternativzeitschriften, Ernährungshandbüchern oder Fachpublikationen – schon seit Jahrzehnten mit der »historischen Wahrheit«, die Sojabohne sei eine der wichtigsten und ältesten Nahrungspflanzen der Menschheit mit einer rund 5.000 Jahre langen Anbautradition in China.

Ungeachtet ihrer tausendfachen Wiederholung steht die 5.000 Jahre alte chinesische Geschichte von *Glycine max* auf äußerst wackligen Füßen: Sie stützt sich auf ein auf Kaiser Shen Nong zurückgehendes, angeblich im dritten Jahrtausend vor Christus verfasstes Buch über Medizin, Heil- und Nutzpflanzen. Nicht nur der Name dieses kaiserlichen Buchs wird in der Literatur unterschiedlich zitiert. Auch gibt es in den verschiedensten Publikationen dazu nicht weniger als sechs verschiedene Daten für seine Entstehung, die immerhin um rund 500 Jahre variieren. Hinzu kommt, dass in dem Land der vielen Sprachen und der zahllosen Leguminosen nicht einmal klar ist, ob es sich bei der erwähnten Pflanze überhaupt um eine Bohne, Erbse oder Wickensorte handelt. Ebenso ist fraglich, ob Kaiser Shen Nong, der zusammen mit dem Gelben Kaiser als Stammvater der Chinesen gilt, tatsächlich jemals auf Erden wandelte. Als Gott oder gottähnlich mit dem Kopf eines Ochsen auf einem Menschenkörper abgebildet, der in China bestrebt war, das Los der Erdenbürger zu verbessern, und deshalb Ackerbau und Medizin erfunden haben soll, rückt der auch Shennong oder Shen Nung genannte Kaiser in das Reich der Sagen und Mythen.

»Unglücklicherweise wiederholt die geschichtswissenschaftliche und populäre Literatur über Soja die faktischen Fehler, die ohne Quellenangaben von einer Publikation oder Website zur anderen recycelt werden«, kritisieren die beiden US-amerikanischen Pflanzenwissenschaftler Ted Hymowitz und William Shurtleff von der Universität in Illinois Forschungskollegen und Medien. Hymowitz und Shurtleff forschen seit einigen Jahren über Geschichte und Mythos der Sojabohne und stellten bereits 2004 fest: »Die Sojabohne ist keine der ältesten Ackerpflanzen der Welt, wurde nicht vor über 5.000 Jahren in China angebaut und Kaiser Shen Nong ist eine mythische Gestalt.« Die derzeit älteste schriftliche Erwähnung von Sojabohnen in China stamme aus dem 11. Jahrhundert vor Christus oder vielleicht etwas früher, aber nicht aus dem 24. oder gar 29. Jahrhundert.

Als älteste »westliche« Hauptquelle wiederum, die die Sojabohne mit Shen Nong verbindet, identifizierten die beiden Forscher das 1893 veröffentlichte Pflanzenbuch *Botanicum sinicum* von Emil Wasiliowitsch Bretschneider. Der Deutschrusse arbeitete als Arzt in der russischen Gesandtschaft in Peking und widmete sich daneben geografisch-botanischen Studien in China. Eine andere häufig zitierte Quelle ist der US-amerikanische Pflanzenforscher William J. Morse. Bis zu seiner Pensionierung im Jahr 1949 leitete er die Sojaforschung im US-Landwirtschaftsministerium. 1918 schrieb er, Soja werde in China, Indien und Japan seit über 5.000 Jahren als wichtiges Nahrungsmittel angebaut. Leider zitieren Autoren bis heute diese unbewiesene Behauptung von Morse ungeniert weiter, oft nicht einmal mit Quellenangabe. Auch die gleichfalls auf Morse zurückgehende Aussage »Sojabohnen waren wahrscheinlich eine der ältesten angebauten Feldfrüchte der Menschheit« entbehre laut Hymowitz und Shurtleff der wissenschaftlichen Grundlage. Die archäologische Pflanzenforschung kennt dank moderner Radiokarbonmessungen heute mindestens dreißig von der Menschheit kultivierte Feldfruchtarten, die *älter* als die Sojakultur sind. So würden Kulturpflanzen wie Gerste, Einkorn, Erbse, Linse oder Flachs im Gebiet des fruchtbaren Halbmonds, im Nahen und Mittleren Osten, nachweislich schon vor 11.000 Jahren angebaut.

Traditionell eher Dünger als Grundnahrungsmittel

Als relativ sicher gilt, dass in den ersten Jahrhunderten der Nutzung der Sojabohne während der Zhou-Dynastie (1046 bis 221 vor Christus) ihr Wert als Dünger zur Bodenverbesserung im Vordergrund stand. Wie alle Leguminosen kann die Bohne nämlich mithilfe von Bodenbakterien Stickstoff aus der Luft aufnehmen und speichern. Untergepflügt reichern die Sojapflanzen dann den Boden mit Stickstoff für die Grundnahrungsmittel Weizen, Hirse, Reis oder Mais an. Soja ist roh – wie alle Hülsenfrüchte – ungenießbar. Wie auf Seite 51 bereits erläutert enthält die Bohne für den Menschen giftige Substanzen. Selbst langes Kochen kann diese schädlichen Sojainhaltsstoffe nicht gänzlich beseitigen. Um also aus der Düngerpflanze ein schmackhaftes und verdauliches Essen zu zaubern, mussten die Chinesen erst eine entsprechende Technik entwickeln – und das dauerte einige Jahrhunderte.

Zu Zeiten der Zhou-Dynastie standen etwa 130 essbare Pflanzen sowie rund 100 Tierarten wie Rind, Schaf, Hund, Schwein, Pferd, Bär, Wolf und Elefant auf der Speisekarte. Die kaiserliche Küche nutzte neben diesem reichhaltigen Fleischangebot außerdem Fisch, Getreide, Früchte, Nüsse und Gemüse. Zu trinken gab es verschiedenste Sorten Wein, vergoren in erster Linie aus Reis. Ein Kaiserbankett bestand offiziell aus Fleisch von sechs verschiedenen Tieren – Pferd, Rind, Schaf, Schwein, Hund und Huhn – sowie aus sechs Getreidesorten. Soja taucht lediglich als Würzmittel in Form von Sojasoße auf der kaiserlichen Speisekarte auf.

Erst Jahrhunderte später gelangte ein weiteres, durch Fermentation gewonnenes Sojaprodukt auf die chinesischen Teller: Tofu. Laut Japan Tofu Association wurde diese entfernt käseähnliche, aber ziemlich geschmacklose Form von Soja möglicherweise zwischen 179 und 122 vor Christus durch den Prinzen Liu An in China erfunden. Diese auf einem literarischen Werk aus dem 16. Jahrhundert basierende Theorie sei allerdings nur eine von vielen. »So wie oft in der Geschichte, ersetzt eine Wahrheit die andere«, sagt der in Taiwan lebende Autor von *About Eating China*, Stephen Jack. Ob ein paar Jahrzehnte oder Jahrhunderte früher oder später: Als relativ gesichert gilt, dass zuerst die Sojasoße das Gelbe Meer überschritt und erst viel später Tofu. Aus China kommende Buddhisten brachten ihn zwischen dem achten und zwölften Jahrhundert in ihrem Reisegepäck nach Japan mit.

Die asketisch lebenden Mönche des Zen-Buddhismus verzichteten auf Fleisch, Fisch und auf Sex. Der proteinreiche »Fleischersatz« Tofu – mit seinem hohen Gehalt an Libido und männliche Zeugungsfähigkeit reduzierenden Pflanzenhormonen – war wie ein Geschenk Gottes für das abstinente Klosterleben in China und Japan. Es scheint verständlich, dass deshalb die allgemeine japanische Bevölkerung, vor allem der männliche Teil von der neuen »Klosterspeise« nicht leicht zu begeistern war. So dauerte es abermals einige Jahrhunderte, bis Tofu auch in die Schüsseln außerhalb der Zen-Klostermauern gelangte. Erst während der Edo-Periode von 1603 bis 1867 kam auch der durchschnittliche Japaner auf den Tofugeschmack – allerdings nur als Beilage und nicht als Hauptspeise.

Der Sojaanbau indes blieb bis auf Weiteres auf China beschränkt, mit seinem Hauptanbaugebiet in der fruchtbaren Mandschurei. Es gibt Nachweise, dass die Mandschurei im 18. und 19. Jahrhundert Soja oder Sojaprodukte nach Japan exportierte. Ende des 19. Jahrhunderts, nach dem chinesisch-japanischen Krieg 1894/95, stiegen die Sojaexporte aus der Mandschurei an. Hauptgrund: Die Japaner brauchten Sojabohnenölkuchen (Pressrückstände aus der Ölproduktion) als Dünger für ihre Reisplantagen, so die beiden Agrarforscher Lance Gibson und Garren Benson von der Iowa State University. Sojabohnen aus der Mandschurei wurden aber auch zunehmend nach Europa und in die USA exportiert, wo die industrielle »Lebensmittelrevolution« nach billigen Rohstoffen, vor allem für die Margarineproduktion, suchte.

Soja für den Sieg

Über Jahrtausende hinweg wurde Soja in erster Linie in China und der Mandschurei sowohl für den Eigengebrauch wie für den Export in die Nachbarländer angebaut. Anfang des 20. Jahrhunderts stieg aufgrund der zunehmenden Nachfrage der europäischen und nordamerikanischen Nahrungsmittelindustrie die Sojaproduktion in der Mandschurei (sie gehört seit 1954 zu China) steil an: von einer Million im Jahr 1908 auf 5,4 Millionen Tonnen im Jahr 1930. Soja aus der Mandschurei dominierte den Weltmarkt. Doch dies änderte sich schlagartig in den 1940er-Jahren. Der Zweite Weltkrieg machte Exporte aus der Mandschurei nach Europa und in die USA praktisch unmöglich, während gleichzeitig die US-Regierung den Sojaanbau im eigenen Land massiv förderte. Sojaöl ersetzte nicht nur tierische Fette in der Seifen- und Margarineproduktion, sondern ebenso das Nitroglycerin in der Produktion von kriegswichtigem Dynamit. Daher verwundert es nicht, dass das US-Landwirtschaftsministerium 1942 die Kampagne »Sojaöl und Krieg: Pflanzt mehr Sojabohnen für den Sieg!« lancierte.

Der Slogan hätte auch eine Erfindung des Dritten Reichs sein können. Soja war für Hitlerdeutschland doppelt kriegswichtig, diente das entölte Sojamehl doch zudem als wichtiger Fleischersatz und Frontnahrungsmittel in Form von »Bratlingen« und Vollsojamehlkeksen, von den Engländern »Nazi Food Pills« genannt. Deshalb trieben bereits ab 1935 deutsche Unternehmen den Sojaanbau in den Donaustaaten Rumänien, Bulgarien und Ungarn voran. Wie in den USA galt es die Abhängigkeit von Ostasien zu verringern. Bis 1941 produzierten die drei Staaten zusammen schließlich rund 200.000 Tonnen Soja jährlich. Auch in Brasilien wurde schon 1940 die Wunderbohne angebaut. Zu Exporten nach Europa reichte es damals aber noch nicht. Außerdem wechselte die zunächst hitlerfreundliche brasilianische Regierung des »Gaucho« Getúlio Vargas aus Rio Grande do Sul 1942 die Seiten und wurde zum Alliierten der USA.

Sowohl in der Mandschurei als auch in den Donaustaaten brach im Zweiten Weltkrieg aufgrund der Exportschwierigkeiten der Sojaanbau ein und die USA übernahmen wenig später die globale Führung im Sojabusiness. Der nach dem Krieg lancierte

Marshallplan, der US-Exporte erleichterte, sowie Nahrungsmittelhilfsprogramme der USA und der Vereinten Nationen trugen erheblich zur Sojavormachtstellung Nordamerikas bei.

Mehr Reis als Soja

Ein hartnäckiger Sojamythos lautet: Soja sei auch heute eines der wichtigsten Grundnahrungsmittel im Reich der Mitte und seinen Nachbarländern. Die gleichlautenden Veröffentlichungen zu diesem Thema sind so zahlreich, dass andere Aussagen im Blätterwald kaum zu vernehmen sind. Doch geht man konkret den Nahrungsgewohnheiten der Ostasiaten auf die Spur, verliert Soja rasch an Bedeutung als angeblich wichtigstes Lebensmittel.

Ein Blick auf die landwirtschaftliche Statistik Chinas schafft Klarheit. Wäre Soja als Nahrungsmittel so wichtig für die Chinesen wie oft behauptet, müsste sich dies in der Größe der dafür verwendeten Anbaufläche widerspiegeln. Doch tatsächlich wurde und wird nur ein geringer Teil des Ackerlandes im Reich der Mitte dafür verwendet. So bauten die Chinesen 1995 Soja auf lediglich 5,4 Prozent ihrer landwirtschaftlichen Nutzfläche an. Reis hingegen wuchs auf 20,5, Weizen und Mais auf je 19,2, Hirse auf 15,2 sowie Gemüse auf 6,3 Prozent der Anbaufläche. Trotz des Bevölkerungsanstiegs nahm die Sojaanbaufläche bis 2007 nur minimal von 5,4 auf 5,7 Prozent zu, während sich der Gemüseanbau auf 11,2 Prozent fast verdoppelte und die Hirseäcker auf rund 20 Prozent anwuchsen. »Die Asiaten essen zwar mehr, aber nicht so viel mehr Soja wie wir«, meint die Ernährungswissenschaftlerin Brigitte Neumann.

Der Fleischhunger Chinas …

Die knapp sechs Prozent Anbaufläche spiegeln allerdings nicht den realen Inlandsbedarf des modernen China wider. Tatsächlich importiert das Reich der Mitte seit einigen Jahren immer mehr Soja. Von 1999 bis 2008 nahmen die Importe von vier Millionen Tonnen auf 38 Millionen Tonnen enorm zu. Das einstige Hauptanbauland ist heute mit Abstand Hauptimporteur von Soja aus Nord- und Südamerika. Allein aus den USA bezog China im Jahr 2009 Sojabohnen im Wert von über 9,2 Milliarden US-Dollar. (Die Europäische Union importiert zwölfmal weniger Soja aus den USA.) Das US-Landwirtschaftsministerium schätzt, dass China 2010 insgesamt 43,5 Millionen Tonnen des Sojaweltmarkts aufkaufen wird, über zwei Millionen Tonnen mehr als im Vorjahr. Für die Sojaproduzenten der USA und Lateinamerikas spielt deshalb eher China – und nicht die EU – die Schlüsselrolle, insbesondere weil das Reich der Mitte keinerlei Probleme mit dem Import von gentechnisch manipuliertem Soja hat.

Doch es ist nicht der Hunger nach Tofu oder Miso, der hinter den steigenden chinesischen Sojaimporten steckt, sondern Industrialisierung und brutale Ausweitung der Massentierhaltung. Das Importsoja landet auch im Reich der Mitte und in Japan in erster Linie im Tierfutter und nicht in Sojasoße- oder Tofufabriken. Wie in Europa werden auch in China heute zunehmend

Rinder, Schweine und Geflügel in Massenställe und Käfige gepfercht und mit Kraftfutter auf Sojabasis gemästet – bei gleichzeitig steigendem Fleisch- und Eierkonsum der modernen, zusehends »mcdonaldisierten« Gesellschaft Chinas.

Noch Anfang der 1990er-Jahre waren in China die Verbraucherpreise für die Hauptnahrungsmittel – vor allem Reis und Weizenmehl – staatlich auf niedrigem Niveau festgelegt. Aufgrund der vom Staat verfügten Marktliberalisierung zogen die Getreidepreise dann jedoch steil an, was zu einer Änderung der Nahrungsgewohnheiten führte. So stieg der Konsum der nun relativ billigeren Eier um rund 50 Prozent auf gut elf Kilogramm pro Person und Jahr. »Schweinefleisch ist traditionell das wichtigste in China konsumierte Fleisch, aber Geflügel- und Eierproduktion sind viel schneller gewachsen«, resümiert das China National Bureau of Statistics. Günstigere Eier- und Hühnerfleischpreise trugen entscheidend zur Änderung der Ernährungsgewohnheiten in China bei. »Die chinesische Ernährung wird zu einem gewissen Teil durch die Trägheit der Tradition bestimmt, doch sie kann durch Veränderung der relativen Preise geändert werden«, kommentiert die chinesische Statistikbehörde die Entwicklung der letzten Jahre.

... und Japans

Nicht anders stellt sich die Realität in Japan dar. Fleisch-, Milch- und Eierproduktion und -verzehr legen Jahr für Jahr zu. Das gilt ebenso für die Fleischimporte. »Japan ist das Land mit den größten Rind- und Schweinefleischimporten und zudem führender Importeur von Geflügelfleisch«, analysierte das US-Landwirtschaftsministerium bereits 2000.

Im Jahr 1965 zählte Japans Hauptviehzuchtregion Hokkaido rund 330.000 Fleisch- und Milchrinder, 163.000 Schweine und 3,8 Millionen Masthühner. 2006 waren es bereits 1,3 Millionen Rinder, eine halbe Million Schweine sowie rund acht Millionen Masthühner. Der Grundstein für die kontinuierliche »Verwestlichung« des japanischen Ernährungsstils wurde aber schon viel früher, Ende des 19. Jahrhunderts, gelegt, mit der Einführung von Milch- und Fleischrindern in Hokkaido durch den US-amerikanischen Landwirtschaftsexperten Edwin Dan. Umgekehrt begann zum selben Zeitpunkt in Österreich, Deutschland und den USA die »Verwestlichung« der Sojabohne.

»Die japanischen Nahrungsmittelgewohnheiten veränderten sich drastisch während der vergangenen 30 Jahre«, stellte die Welternährungsorganisation (FAO) 2002 fest. Während der Konsum von Fleisch, vor allem Rindfleisch, und Milchprodukten stieg, ging der Verbrauch von Reis, Fisch, frischen Früchten und Gemüse zurück. Konkret ist der Reisverbrauch in Japan zwischen 1970 und 1995 um 50 Prozent eingebrochen. Der Rindfleischkonsum legte hingegen um 60 Prozent zu. Der Verzehr von Fisch wiederum verringerte sich um 24, der Konsum von Tofu um zehn Prozent, bei gleichzeitigem Anstieg des Milchkonsums um 20 Prozent. Sollte nun allerdings der Sojabohnenkonsum im Japan des 21. Jahrhunderts zunehmen, liegt das weniger an einer Rückkehr zu traditionellen Ernährungsstilen, als vielmehr an der drängenden internationalen Sojaindustrie, die vor allem mit Gesundheitsargumenten weltweit versucht, den Verbrauch ihrer Produkte, zum Beispiel moderne Sojadrinks und Sojasäuglingsnahrung, zu erhöhen.

Fazit: Nichts spricht gegen eine Mahlzeit gewürzt mit schmackhafter, traditionell langsam fermentierter Sojasoße oder Miso. Und feine Rind- und Schweinefleischstückchen gekocht in Sojasoße sind bestimmt nicht nur für Liebhaber der asiatischen Küche ein Gaumenschmaus. Ebenso schadet etwas traditionell gefertigter Tofu zur Abrundung im Essen sicher nicht, und natürlich essen Chinesen, Japaner, Koreaner mehr fermentierte Sojaprodukte als der Durchschnittseuropäer oder US-Amerikaner.

Dennoch: Soja als traditionelles Grundnahrungsmittel der Asiaten, gleichbedeutend mit Reis oder Weizen, Fleisch oder Fisch, zu bezeichnen, ist etwas zu hoch gegriffen. Außerdem sollte nicht vergessen werden, dass die Asiaten traditionellerweise Soja hauptsächlich in vergorener, extrem langsam fermentierter Form zu sich nehmen – und das ist ein fundamentaler Unterschied zu den modernen, kaum oder gänzlich unfermentierten Sojaindustrieprodukten. Umgekehrt ist es aber nur natürlich, wenn das an kontinuierlich steigenden Umsätzen interessierte Sojabusiness seine Bohne zum Nonplusultra hochlobt und dazu Wissenschaftler und Schreiberlinge aus aller Welt engagiert – Marketing nennt man das. Schließlich gilt es den Weltmarkt zu erobern und die Menschheit mit einheitlichen Massenprodukten zu beglücken – koste es, was es wolle.

5 Opfer der Bohne: Mensch und Natur

Welche Auswirkungen der weltweite Sojaboom auf die biologische Vielfalt dieses Planeten hat, zeigt das Beispiel Brasilien. Brasilien ist der zweitwichtigste Sojaproduzent weltweit und deckt gut ein Viertel des globalen Sojabedarfs.

Sojaproduzenten und -verarbeiter wie die Gruppe André Maggi oder die Konzerne Bunge und Cargill behaupten seit Jahren hartnäckig, dass den Monokulturen in Lateinamerika kein Regenwaldbaum zum Opfer falle. Doch dies ist eher eine Schutzbehauptung denn Realität. Es stimmt zwar, dass der Amazonasregenwald durch den Sojaanbau bis vor einigen Jahren noch nicht direkt betroffen war, weil seit Ende der 1970er-Jahre in erster Linie der Cerrado (Savannen Zentralbrasiliens) den Monokulturen weichen musste. Doch dies macht die Sojaplantagen nicht umweltfreundlicher oder sozial gerechter. Der Cerrado zählt zu den an Tier- und Pflanzenarten reichsten Ökosystemen der Erde und steht den Amazonaswäldern in nichts nach. Längst gilt er bei Fachleuten als das biologisch vielfältigste Savannenökosystem der Erde. Obwohl die Erforschung des Cerrado noch am Anfang steht, zählten Wissenschaftler in ihm bereits über 10.000 Pflanzenarten, über 800 Vogelarten, rund 1.000 Schmetterlingsarten und über 140 Säugetierarten.

Für die Tapuaia, Karajá, Krahó, Xerente und viele andere Indianervölker ist der weltweit einmalige Cerrado allerdings keine unbekannte Wildnis, sondern ihre angestammte Kulturlandschaft. »Der Staat Mato Grosso war bis in die 1950er-Jahre hinein ein wahres Mosaik von Indianerterritorien, Heimat von schätzungsweise 50 verschiedenen Völkern und kein ›unbevölkerter Raum‹«, schreibt Antonio João Castrillon Fernandez von der Universität von Rio Grande do Sul in seiner Studie über die Ausbreitung des Sojabusiness. Natürlich versuchten die Cerradovölker, sich von Anfang an der Zerstörung ihres Lebens- und Kulturraums entgegenzustellen. Doch ihre Proteste blieben so gut wie ungehört, da die Welt bis heute fast ausschließlich auf den Amazonasregenwald schaut.

Zuerst starb der Atlantische Regenwald

Nicht anders als beim Cerrado verhielt es sich zuvor mit den gleichfalls extrem artenreichen Atlantischen Regenwäldern Süd- und Südostbrasiliens. Sie gerieten als Erstes unter die Räder der Sojafront, die sich seit den 1940er-Jahren, ausgehend von Südbrasilien, immer weiter nach Norden und Westen ausweitet. Rio Grande do Sul ist Brasiliens südlichster, vor allem von deutschsprachigen und italienischen Kolonisten geprägter Bundesstaat. Hier breitete sich – staatlich subventioniert – das Sojameer zuerst aus. Die indigene Bevölkerung Rio Grande do Suls wurde schon in der ersten Hälfte des 19. Jahrhunderts, mit Einsetzen der ersten Einwanderungswelle aus Zentral- und Südeuropa, kontinuierlich verdrängt, ihr Atlantischer Regenwald abgeholzt und abgefackelt.

Unter der Bezeichnung »Marsch nach Westen« förderte die Regierung Getúlio Vargas dann ab 1937 das Voranschreiten der Kolonisten Rio Grande do Suls, in Brasilien »Gauchos« genannt, in die noch bewaldeten Grenzregionen im Westen und in die nördlichen Nachbarstaaten Santa Catarina und Paraná. Präsident Vargas wollte mit diesem geopolitischen Projekt in erster Linie die »Guarani-Grenze« zwischen Brasilien und Paraguay sowie Argentinien nationalisieren und damit langfristig vor ausländischem Zugriff schützen, was faktisch der Vernichtung der restlichen Waldgebiete der Ureinwohner und deren Vertreibung gleichkam. Die an Nachkommen reichen Kolonisten ihrerseits suchten neue Gebiete zum Abholzen und zur Urbarmachung. So folgte auch der Gaucho André Antonio Maggi mit seiner Frau dem »Marsch nach Westen«.

Der Nationalpark von Iguaçu im südbrasilianischen Bundesstaat Paraná ist weltberühmt wegen seiner atemberaubenden Wasserfälle, den Cataractas do Iguaçu. Weniger bekannt ist, dass der 1939 gegründete, rund 170.000 Hektar umfassende Nationalpark das letzte große Stück Atlantischen Regenwaldes in der heute von Soja überzogenen Region ist. Die Monokulturen reichen direkt bis an die Schutzgebietsgrenze heran. Noch bis 1940 breitete sich der artenreiche Tropenwald, genannt Mata Atlântica, über den Großteil des Bundesstaats hinweg aus und wurde traditionell von den Ureinwohnern, den Völkern der Kaingang und der Guarani-Mbyá, bewohnt und genutzt. Dennoch begann hier im Schatten der Wasserfälle von Iguaçu der Aufstieg der Familie André Maggi zum heute weltweit größten Sojaproduzenten.

Die staatlich finanzierte »Operation Tatu« forcierte in den 1960er-Jahren abermals die Migration der »Gauchos mit Soja im Blut«, so die brasilianischen Forscher Zancopé und Nasser. Dieses Programm mit dem offiziellen Ziel der Wiederherstellung der durch Getreideanbau bereits ausgelaugten Böden Rio Grande do Suls bekam nicht zufällig den Namen des brasilianischen Gürteltiers, das sich tief in den Boden eingraben kann. Die Operation Tatu bestand im Wesentlichen in der Förderung der landwirtschaftlichen Mechanisierung. Staatlich subventionierte Kredite sollten die Anschaffung schwerer Pflugmaschinen sowie das Ausbringen von Kalk, Kunstdünger und Pflanzenschutzmitteln ankurbeln. Paraná entwickelte sich so rasch zu Brasiliens zweitgrößtem Sojaproduzenten. Schon 1975 lagen dort über 1,5 Millionen Hektar unter dem Sojapflug.

Das Nachsehen hatte die bestenfalls ignorierte indigene Bevölkerung Südbrasiliens, die rücksichtslos weiter verdrängt wurde. José Lutzenberger, Alternativer Nobelpreisträger und ehemaliger Umweltminister Brasiliens, klagte bereits vor Jahren: »Der Wald wurde gefällt und verbrannt bei praktisch totalem Holzverlust, nur um Platz für die Sojamonokultur zu schaffen. Dies geschah nicht, um das Problem des Hungers in den armen Regionen Brasiliens zu lösen, sondern um eine Minorität, Personen ohne bäuerliche Tradition, zu bereichern.«

Das Sojameer erobert den »großen Wald«

Die landhungrigen Sojaproduzenten aus dem Süden – unterstützt von den Kolonisationsprogrammen der brasilianischen Regierungen und internationaler »Entwicklungshilfe« – nahmen verstärkt auch neue Gebiete in Minas Gerais, Bahia, Goias, Mato Grosso do Sul und vor allem Mato Grosso, dem »großen Wald« Brasiliens, unter den Pflug. Diese Expansion nach Zentralbrasilien war gleichzeitig ein Paradigmenwechsel, ein Wechsel von der Region des Atlantischen Regenwaldes in den Cerrado, ein Wechsel von kleineren bäuerlichen Betriebsstrukturen hin zum voll mechanisierten Großgrundbesitz und Agrobusiness. Dank ihrer weiten Ebenen bei gleichzeitig reichen Wasservorkommen waren die Cerradogebiete ideal für die Ausbreitung der »Grünen Revolution«, basierend auf größtmöglichem Maschinen- und Chemieeinsatz, der gerade für den Cerrado notwendig ist. Denn dessen Böden sind von Natur aus sauer, aluminiumhaltig und nährstoffarm, so dass sie erst mit großen Kalkmengen »neutralisiert« werden müssen. Zugleich mussten an die lokalen Verhältnisse angepasste Sorten gezüchtet werden. Die Banco do Brasil half mit Krediten, die Regierung mit technischer Unterstützung und der Finanzierung der erforderlichen Infrastruktur, etwa dem Bau von Kalkfabriken, Häfen und Überlandstraßen.

Hauptkolonisationsgebiet der »Sojagauchos« war Mato Grosso, dessen ursprüngliche Vegetation zu 39 Prozent aus Cerrado und zu 54 Prozent aus Amazonasregenwald bestand. Mato Grossos erste Sojaernte wurde 1970 eingefahren – auf allerdings nur zwölf Hektar. 1979 waren es bereits 5.500 Hektar. Mit dem Einzug der Familie André Maggi, die sich 1979 im Südosten bei Rondonópolis die ersten 2.400 Hektar Land aneignete, bekam das Sojabusiness seine heutige Dynamik. Die Gesamtanbaufläche stieg rasch auf 56.000 Hektar im Jahr 1980. 2005 schließlich breitete sich Mato Grossos Sojameer auf 6,1 Millionen Hektar aus, und die Familie Maggi war zum weltweit größten Sojaproduzenten mit mehr als 135.000 Hektar Landbesitz und weiteren über 100.000 Hektar gepachteten Flächen aufgestiegen. Aufgrund sinkender Weltmarktpreise folgte zwar 2006 und 2007 ein Rückgang der Anbaufläche auf 4,8 Millionen Hektar. Doch diese »Stagnation« fand dank des Biodieselprogramms der Regierung Lula und dem wachsenden Hunger der Automobilindustrie nach Agrotreibstoffen ein rasches Ende. 2010 ist Mato Grossos Sojaanbaufläche wieder auf rund 6,2 Millionen Hektar angewachsen. Da nun aber selbst in diesem riesigen Bundesstaat geeignete Flächen knapper und damit teurer werden, drängt Brasiliens Sojabusiness weiter in die noch intakten Cerradogebiete der östlichen Nachbarstaaten Maranhão, Piauí und Bahia sowie in die Nachbarländer Bolivien und Paraguay.

Darüber, wie viel Cerrado bis heute in Sojaplantagen umgewandelt wurde oder dem Energiehunger von Stahlwerken und Sojaverarbeitungsfabriken zum Opfer gefallen, zerstört oder »nachhaltig« degradiert ist, existieren bislang nur Schätzungen. Optimistische Zahlen gehen von rund 50 Prozent vernichtetem Cerrado aus, pessimistische von 80 Prozent. »Während der beiden Jahrzehnte 1970 und 1980 gab es eine rasche Verschiebung der Agrarfront auf Basis von Entwaldungen, Bränden und dem Einsatz von Kunstdünger und Agrargiften, die zur ›starken Veränderung‹ von 67 Prozent der Cerradogebiete führte«, schreibt die Umweltbehörde IBAMA 2009. Heute seien lediglich 20 Prozent des Cerrado noch unverändert.

Kettenreaktionen im amazonischen Regenwald

Da der Cerrado kein »Niemandsland«, keine unbewohnte Wildnis war und ist, führte und führt die Sojafront auch zur Vertreibung von Zehntausenden von Menschen. Etliche Indianer und traditionelle Cerradobewohner wurden schlichtweg ermordet. Andere wanderten in die Städte oder nach Amazonien ab. Auch kommerzielle Rinderfarmen zogen und ziehen aufgrund der aich ausbreitenden Sojamonokulturen nach Amazonien. Sie verkaufen ihre Cerradoweiden an das Sojaagrobusiness und lassen im Gegenzug in Amazonien meist durch Brandrodung neue Rinderweiden anlegen. Seit den 1980er-Jahren ist Soja daher indirekt auch an der fortschreitenden Vernichtung der Amazonasregenwälder beteiligt.

Philip M. Fearnside, international renommierter Amazonas- und Klimaforscher des nationalen Amazonasforschungsinstituts INPA in Manaus, sagt, dass Sojaplantagen sogar einen viel größeren Einfluss als bisher angenommen auf die Abholzung des Amazonasregenwaldes haben, indem sie bereits abgeholzte Flächen sowie Savannen und Übergangswälder verbrauchen und dadurch Rinderfarmer und Brandrodungsfarmer immer tiefer in die Waldfront treiben. Sojaanbau ist außerdem der ökonomische und politische Hauptantrieb für den Bau neuer Überlandstraßen und anderer Infrastrukturprojekte, die die Abholzung durch andere Akteure erhöhen. Fearnside: »Sojabohnen sind viel schädlicher als alle anderen Ackerfrüchte, weil sie massive Transportinfrastrukturprojekte rechtfertigen, die zu einer Kettenreaktion mit der Folge von großflächigen Zerstörungen natürlicher Habitate führen, zusätzlich zu den für den Sojaanbau benötigten Flächen.« Diese Auswirkungen der Sojaplantagen schädigen tatsächlich die nationalen Interessen Brasiliens, bedingen eine starke Konzentration von Landbesitz und Einkommen in den Händen weniger und ziehen die Vertreibung der Bevölkerung nach Amazonien oder in die Städte nach sich.

Doch auch direkt sind Amazonasflächen bereits »unter die Räder« der Sojabohne gekommen, vornehmlich in den »Frontstaaten« Mato Grosso und Maranhão. Politisch gehört Mato Grosso zwar zu Zentralbrasilien, doch geografisch ist etwa die Hälfte des Staates Amazonasregenwald. Davon waren bis Anfang 2010 bereits 40 Prozent für den Anbau von Soja vernichtet worden. Der Wald wurde mit Feuer und Traktoren beseitigt.

Selbst das zur »Rettung« einiger vertriebener Indianervölker eingerichtete berühmte Xingu-Reservat ist heute von den Monokulturen eingeschlossen, seine Randzonen und Flüsse sind von Pestizideinträgen bedroht. Praktisch alle Quellen des Xingu liegen außerhalb des Reservats in den Gebieten der giftsprühenden Sojafarmer.

Den gleichfalls zum Teil in Amazonien liegenden, politisch jedoch zum Nordosten gehörenden Staat Maranhão hat die Sojafront erst vor Kurzem erreicht. Zwischen 2006/07 und 2007/08 erhöhte sich dort die jährliche Abholzungsrate um 77 Prozent auf über 1.000 Quadratkilometer. Umweltminister Carlos Minc sagte dazu im November 2008, dass die Abholzung vor allem auf das Konto von Sojapflanzungen und Holzkohleherstellung für die Stahlindustrie ginge.

Spätestens im Jahr 2003 hatte der Sojaboom aber nicht nur die Rand-, sondern auch die Kernregion Amazoniens erreicht. Dafür verantwortlich ist zum einen das Straßenbauprogramm der brasilianischen Regierung. Zum anderen die von Cargill gebauten Sojaverarbeitungsanlagen samt Tiefwasserhafen in Santarém, im Herzen Amazoniens, wo der Rio Tapajos in den Amazonas mündet. Längst gilt die BR-163, die das südliche Amazonasgebiet auf 1.800 Kilometern von Cuiabá bis Santarém in zwei Hälften teilt, als »Sojahighway«, so Scott Wallace vom *National Geographic Magazine.* Für den aus Minnesota stammenden Nahrungsmittelkonzern Cargill gibt es nichts Wichtigeres, als die Sojabohnen so billig wie möglich zu den Märkten zu transportieren. Und der kürzeste Weg von Mato

Grosso nach Europa und China geht über den Amazonasfluss. Allein aufgrund dieses Sojahighways hat die Abholzung in dieser Region zwischen 2003 und 2004 um über 500 Prozent zugenommen, stellt ein Bericht der Nichtregierungsorganisation FASE-Amazônia fest.

Selbst das mit Cargill zusammenarbeitende US-Naturschutzunternehmen The Nature Conservancy (TNC) gibt zu, dass Cargills Investitionen Sojafarmer aus Mato Grosso anlockten, um in der Umgebung billig Land zu kaufen und in Monokulturen umzuwandeln. Bis 2006, so TNC, fielen über 130.000 Hektar Wald, Waldgärten und Kleinbauernland in dieser Amazonasregion dem »Sojarausch« zum Opfer. »Die Sojapflanzer aus Mato Grosso und Gauchos zerstören den Wald, verwenden Agrargifte und vertreiben die Arbeitskräfte der kleinbäuerlichen Landwirtschaft in die Städte«, kritisiert Pater Edilberto Sena aus Santarém. Der Pater ist Träger des Preises für Menschenrechte der brasilianischen Anwaltskammer (AOB) und einer der bekanntesten katholischen Priester in Pará, der sich trotz Morddrohungen der Lobby der »Amazonasabholzer« entgegenstellt.

Aber nicht nur in Pará, auch in den Amazonasstaaten Rondônia, Amazonas, Roraima und Tocantins breiten sich die Monokulturen schon auf Tausenden von Hektaren aus. Laut Erhebung des brasilianischen Landwirtschaftsministeriums betragen die Sojaflächen in den Amazonasstaaten (Region Nord) in der Saison 2010 insgesamt 528.000 Hektar

Giftnebel schädigen Boden, Mensch und Wasser

In der Saison 2006/07 gaben Brasiliens Sojapflanzer 1,58 Milliarden US-Dollar allein für Fungizide aus. Mit diesen Pestiziden gegen Pilzbefall werden die Plantagen zwei- bis dreimal pro Jahr, meist per Flugzeug, eingenebelt. In der Regel bekommen dabei auch angrenzende Felder von Kleinbauern oder angrenzende Indianergebiete einen Teil des Giftcocktails ab. Gerade die in großen Mengen eingesetzten, auch für den Menschen gesundheitsschädlichen Totalherbizide »verbrennen« dabei regelrecht die Pflanzen und belasten Quellen und Flüsse.

Im März 2006 kam es zu dem bisher größten registrierten »Chemieunfall« im Sojastaat Mato Grosso. Statt Sojafelder nebelte ein Sprühflugzeug die Gemeinde Rio Verde und Umgebung mit dem hochgiftigen, in der EU verbotenen Herbizid Paraquat ein. Doch solche »Unfälle« sind tatsächlich Alltag für viele Menschen in Lateinamerika. So wie in Brasilien sind Kleinbauern und Ureinwohner und an die Monokulturen angrenzende Städte in Argentinien und Paraguay von Giftnebeln bedroht. Die Betroffenen leiden unter Erbrechen, Durchfall und Allergien. Auch erhöhte Krebsraten und vermehrte genetische Schäden bei Neugeborenen seien bei der lokalen Bevölkerung registriert worden, kritisiert die argentinische Nichtregierungsorganisation Grupo de Reflexión Rural.

Sojamonokulturen setzen darüber hinaus die Böden erhöhter Erosion aus. Wissenschaftler schätzen, dass die Anbaugebiete im Mittleren Westen der USA pro Jahr etwa 16 Tonnen fruchtbaren Boden pro Hektar verlieren. In Südamerikas Soja-

Hauptanbaugebieten liegen die Verluste sogar noch höher. Wind und vor allem Regenfälle tragen dort jährlich bis zu 30 Tonnen Mutterboden je Hektar ab. Der Verlust fruchtbaren Bodens wird heute – neben der zunehmenden Knappheit an sauberem Süßwasser – als eine der größten Gefährdungen der Menschheit angesehen.

Uran auf dem Sojafeld

Ein weiteres Umweltproblem ist der großflächige Einsatz von Kunstdünger: Stickstoff, Kalium und vor allem Phosphat. Allein die Sojafarmer Mato Grossos kippten im Anbaujahr 2009/10 2,8 Millionen Tonnen Kunstdünger auf ihre Plantagen, so die Sojavereinigung Aprosoja. Seit 2003 verbraucht die brasilianische Landwirtschaft jährlich im Schnitt drei bis 3,7 Millionen Tonnen Phosphat, das zu 50 Prozent aus den Minen in Russland, China, Nordafrika, dem Mittleren Osten und den USA stammt. Doch mit diesem für Sojapflanzen wichtigen Kunstdünger bringen die Farmer gleichzeitig eine gefährliche Zeitbombe in Böden, Grund- und Oberflächengewässer ein: Uran.

Weil weltweit die organischen Phosphatminen (Guano) weitestgehend geplündert sind, kommt hauptsächlich mineralisches Phosphat auf die Felder, das oft mit dem radioaktiven, hochgiftigen Schwermetall Uran belastet ist. Phosphatdünger enthält je nach Abbaugebiet bis zu 100 Gramm Uran pro Tonne. Bei brasilianischem Phosphat wurden sogar Gehalte von über 200 Gramm je Tonne gemessen. (In Deutschland warnte

Ewald Schnug von der Bundesforschungsanstalt für Landwirtschaft in Braunschweig schon vor Jahren vor uranhaltigen Phosphatdüngern. Auch auf deutschen Feldern lägen bereits – ausgebracht mit dem Dünger – bis zu 21 Gramm Uran je Hektar.)

Da mit zunehmendem Sojaanbau auch die Phosphatnachfrage und damit der Preis steigt, werden nun verstärkt bisher unwirtschaftliche, stärker uranhaltige Phosphatminen ausgebeutet, etwa im nordostbrasilianischen Ceará. Rund 200 Kilometer von der Landeshauptstadt Fortaleza entfernt entsteht seit Anfang 2010 Brasiliens erste Uranphosphatmine. Das Düngerunternehmen Galvani wird dort zusammen mit der brasilianischen Atomagentur Indústrias Nucleares do Brasil (INB) ab 2012 jährlich etwa 1.500 Tonnen Uranoxid *(yellow cake)* für die Atomindustrie sowie 240.000 Tonnen mit Uran belastetes Phosphat für die Landwirtschaft produzieren. Die Uranvorkommen Cearás sind bereits seit den 1970er-Jahren bekannt. Doch erst die durch Sojaexpansion und weltweiten Biospritboom angeheizte Nachfrage nach Phosphat hat diese Uranmine wirtschaftlich möglich gemacht.

Grenzenlos und skrupellos – brasilianischer Sojakolonialismus

Schon seit den 1990er-Jahren lassen die ständig nach preiswerten Böden hungernden, aus Brasilien drängenden Sojapflanzer verstärkt die Wälder in den Nachbarstaaten Paraguay und Bolivien abholzen und abfackeln. Ende der 1990er-Jahre erreichte die Abholzungsrate in Bolivien 123.000 Hektar pro Jahr. Über zwei Millionen Hektar der Wälder des bolivianischen Amazonasgebiets seien bereits abgeholzt, so Susanna Hecht vom Umweltinstitut der Berkeley-Universität Kalifornien. Die Flächen der Provinz Santa Cruz sind besonders begehrt, weil sie zu den fruchtbarsten Böden Amazoniens zählen. Laut Hecht kontrollieren brasilianische Pflanzer heute etwa 500.000 Hektar dieser Böden. Soja sei für 65 Prozent der Waldvernichtung Boliviens verantwortlich, ermittelte die Grupo de Reflexión Rural.

Nach Lateinamerika sollen nun auch die »armen« afrikanischen Staaten vom Sojasegen profitieren. Bisher waren sie lediglich »passive« Empfänger von Soja- und Gensoja-Überschussprodukten der US-amerikanischen Nahrungsmittelhilfe, in der Sojakonzerne und die World Initiative on Soy in Human Health aus den USA eine besondere Rolle spielen. Im Dezember 2009 kündigten brasilianische Agrarexperten der staatlichen Agrarforschungsgesellschaft Embrapa an, nun auch Afrika mit der Sojabohne zu beglücken. So wie der Cerrado in West- und Zentralbrasilien sollen jetzt die Savannen vornehmlich der portugiesisch sprechenden Flächenstaaten Afrikas den devisenbringenden Monokulturen weichen. Mit Investitionen von 500 Millionen Dollar sollen zunächst etwa drei Millionen Hektar Soja in Mosambik angelegt werden. Laut Embrapa habe das ostafrikanische Land ein Sojapotenzial von nicht weniger als 39 Millionen Hektar. Weitere Projekte seien in Angola, auf den Kapverden und im Senegal geplant.

6 Soja – ein amerikanischer (Alb-)Traum

Wie kein anderes Land der Welt haben sich die Vereinigten Staaten von Amerika seit über 50 Jahren der Sojabohne verschrieben. Sie beansprucht heute über 22 Prozent der gesamten Anbaufläche der USA: ein Sojameer von mehr als 30 Millionen Hektar vornehmlich im Mittleren Westen, dem sogenannten Maisgürtel, im unteren Mississippidelta sowie im Südosten. Im Herbst 2009 wurde in den USA eine Rekordsojabohnenernte von über 91 Millionen Tonnen eingefahren – rund 40 Prozent der Weltproduktion.

Dieser amerikanische *soy dream* begann um 1890. US-Landwirtschaftsexperten propagierten die Bohne aus China als Zwischenfrucht, um die Böden – vor allem für Mais – mit Stickstoff anzureichern.

Bis etwa 1930 nutzten Amerikas Bauern die grünen Sojafelder noch hauptsächlich als Weide für Schweine und Schafe sowie die gesamte Pflanze als Winterfutter in Form von Heu oder Silage. Nur ein geringer Teil der Sojabohnen wurde damals wirklich geerntet. Dass sich die exotische Bohne dennoch innerhalb von nur einem halben Jahrhundert in den USA zur wichtigsten Anbaupflanze und zu einem der wichtigsten Exportprodukte entwickeln konnte, lag nicht nur an der vom US-Landwirtschaftsministerium unterstützten Sojaforschung, sondern vor allem an zwei der weltweit bekanntesten Nordamerikaner: John Harvey Kellogg und Henry Ford.

Der 1852 in Michigan geborene Arzt und Ernährungsforscher Kellogg gehörte zeitlebens der in den USA 1863 gegründeten Kirche der Siebenten-Tags-Adventisten an, die nicht nur für Alkoholabstinenz, sondern auch für eine fleischlose Ernährung eintritt. Kellogg sah in der Sojabohne ein immenses Potenzial im Hinblick auf die Ernährung und Gesundheit der Menschheit und begann erfolgreich mit ihr zu experimentieren. Die Ansichten des angesehenen medizinischen Leiters des von der Adventisten-Kirche gegründeten Battle Creek Sanatorium machten rasch Schule. Bis heute ist die Kirche der Siebenten-Tags-Adventisten mit ihrem Netzwerk von Missionen, Hilfsorganisationen, Hospitälern und medizinischen Instituten nicht nur glühender Verfechter der Verwendung von Soja in der menschlichen Ernährung, sondern zugleich Besitzer von Sojanahrungsmittel- und -verarbeitungsunternehmen in Nordamerika und weltweit.

Doch nicht nur Adventisten ließen sich von Kelloggs Sojaenthusiasmus anstecken. Zahlreiche bekannte Persönlichkeiten strömten nach Battle Creek, um sich von ihm beraten und behandeln zu lassen, darunter auch John D. Rockefeller und der berühmte Fahrzeughersteller Henry Ford.

Autos vom Acker

Auch Henry Ford, wie Kellogg im Staat Michigan geboren, erkannte früh das Potenzial von Soja. Fords »amerikanischer Sojatraum« bestand allerdings nicht nur in der Erfindung von Sojarezepten und -nahrungsmitteln wie Sojamilch für sich und seine Angestellten, sondern in einem Auto, das komplett aus Rohstoffen vom Acker hergestellt ist. Industrie und Landwirtschaft waren für den Hersteller von Traktoren natürliche Partner. Ford: »Wenn wir wollen, dass die Farmer unsere Kunden sind, müssen wir einen Weg finden, um ihr Kunde zu werden.« So investierte der erfindungsreiche Unternehmer in den 1930er-Jahren nicht nur in die Sojaforschung, sondern baute die Bohne auch selbst an. Bereits ab 1934 bekamen Ford-Autos Lacke auf der Basis von Sojaöl. Im Oktober 1936 titelte das *Time Magazine:* »Der Nummer-1-US-Sojabohnen-Mann ist Henry Ford.«

Doch der Fahrzeugunternehmer wollte mehr: Sein Hauptinteresse galt der Umwandlung von Sojamehl in Kunststoff. Er wollte statt Stahl und Blech die gesamte Karosserie aus Pflanzenmaterialien auf Sojamehlbasis herstellen, was ihm schließlich auch gelang. Im August 1941 stellte Ford sein Sojaplastikauto vor. Dass dieses allerdings nicht zur Marktreife gelangte, ist in erster Linie dem Zweiten Weltkrieg geschuldet. Kriegsbedingt musste Ford die Autofabrikation einstellen. Auch beschränkte die US-Regierung in dieser Phase den industriellen Sojaeinsatz zugunsten der Nahrungsmittelproduktion und des Pflanzenölexports an die Alliierten Großbritannien und die Sowjetunion.

Obwohl die Herstellung des Soja-Fords insgesamt noch teurer war als die der stählernen Fords, wollte der weitsichtige Unternehmer nach dem Krieg mit der Massenproduktion beginnen. Doch mit seinem Tod im Jahr 1946 starb auch sein »Traumauto« vom Acker.

Anders als für Fords Autoprojekt war der Eintritt der USA in den Zweiten Weltkrieg für die US-Sojabranche eher Segen denn Hindernis. Der Ausbruch des Krieges zwischen Japan und Nordamerika im Dezember 1941 stoppte faktisch alle Importe von Fetten und Ölen aus Ostasien. Doch Pflanzenöl war kriegswichtig als Basis sowohl für Margarine als auch für Seife, Schmierstoffe und Sprengstoff. Die US-Regierung forcierte deshalb nun erneut die heimische Sojaproduktion. Die Anbauflächen der Bohne waren bereits von 20.000 Hektar im Jahr 1907 auf über zwei Millionen Hektar angewachsen. Durch die 1942 vom Landwirtschaftsministerium initiierte Kampagne »Sojaöl und Krieg: Pflanzt mehr Sojabohnen für den Sieg!«, wurde die Anbaufläche abermals auf etwa vier Millionen Hektar verdoppelt.

Die USA werden Sojaweltmacht ...

Der US-Sojaboom setzte sich auch nach dem Zweiten Weltkrieg fort. Dabei ging es nicht mehr um das Ersetzen von Importen, sondern darum, Asien als Sojaexporteur gänzlich zu verdrängen. Der nach dem Krieg lancierte Marshallplan, der US-Exporte nach Europa erleichterte, trug erheblich dazu bei. Bereits 1956 wurden in den USA mehr Sojabohnen angebaut und in alle Welt exportiert als in ganz Asien. Japan wurde zum größten Kunden des amerikanischen Sojabusiness.

Das 1954 ins Leben gerufene »Food for Peace Program« half ebenfalls. Es galt, die Überschussproduktion der zunehmend großflächigeren US-Landwirtschaft an die »Hungernden« in Krisengebieten und den sogenannten Entwicklungsländern zu verteilen – und zugleich Absatzmärkte für die Zukunft aufzubauen. In den 1960er-Jahren wurden Nahrungsmittelhilfsprogramme auch für das wachsende Heer der Armen im eigenen Land aufgelegt, die bis heute bestehen.

In der ersten Phase des US-Sojaanbaus lag das Hauptaugenmerk auf der Produktion von Pflanzenöl. Entöltes Sojamehl war zwar ein proteinreiches, dennoch fast wertloses, für Mensch und Tier kaum genießbares Nebenprodukt. Erst 1935 – mit der Erfindung des »Toasting«, dem Erhitzen des Mehls zum Ausschalten giftiger Begleitstoffe – änderte sich dies. Seitdem gelangte immer mehr billiges Sojamehl in die Tiermast. Rinder und Schweine, vor allem aber Hühner wurden von der Weide in den Massenstall gesteckt und damit gefüttert. Das einstige Abfallprodukt der Pflanzenölproduktion wurde zum erfolgreichen »Kraftfutter«, das sich steigender Nachfrage erfreute, und das Öl zum Nebenprodukt. 1981, also 46 Jahre, nachdem dieser Prozess eingeleitet worden war, verbrauchten die USA 97 Prozent ihres Sojas als Tierfutter.

Es klingt paradox: Gerade die Verwirklichung des amerikanischen Sojatraums wurde für Hunderttausende von Bauern in den USA zum Sojaalbtraum. Laut offiziellen Zahlen der US-Regierung ging die Zahl der landwirtschaftlichen Betriebe von sechs Millionen im Jahr 1940 auf rund 2,2 Millionen zu Ende der 1990er-Jahre zurück. Die Zahl der Arbeitsplätze in der Landwirtschaft sank noch drastischer um rund 90 Prozent von 12,5 Millionen auf 1,2 Millionen. Heute produzieren lediglich 150.000 Betriebe den Löwenanteil von Nahrung und Agrarrohstoffen in den USA.

Ursache dieser Verarmung des Bauernstandes und der Landkonzentration in den Händen weniger ist die Mechanisierung der Landwirtschaft, ihre Kapitalintensivierung. Pferde wurden durch Traktoren ersetzt, Vieh in Massenställe gepfercht. Bauern mit kleineren Flächen und wenig Kapital konnten da kaum mithalten. Die pflegeleichte Sojabohne kam der Mechanisierung der Landwirtschaft mit immer größeren Maschinenparks in geradezu idealer Weise entgegen, schreibt der Entwicklungsexperte Al Imfeld. Die Einführung von Agrargiften in den 1970er-Jahren, die jegliches Pflanzenwachstum vernichten (die sogenannten Totalherbizide), sowie die Verbreitung von herbizidresistenten Gensojabohnen ab 1996 leisteten der ländlichen Arbeitsplatzvernichtung und Bauernverdrängung weiteren Vorschub.

... und setzen dabei auf Gentechnik

Gewinner sind hauptsächlich US-Agrarkonzerne wie ADM und Cargill. Als weiterer Hauptprofiteur gesellte sich ab den 1970er-Jahren der Chemie- und spätere Gentechnikkonzern Monsanto hinzu. Seit Einführung gentechnisch veränderter Sojasorten durch den US-Konzern Monsanto im Jahr 1996 steigt ihr Anbau in den USA nahezu konstant an. 1999 war bereits über die Hälfte des angebauten Sojas gentechnisch manipuliert. Laut US-Landwirtschaftsministerium bestellten die US-Sojafarmer ihre Felder in diesem Jahr zu 93 Prozent mit transgenen Sorten.

Obgleich die USA der weltweit größte Sojaexporteur sind, verbleibt doch der Großteil der US-amerikanischen Sojaproduktion im Inland. Nur rund 20 bis 30 Prozent gehen in den Export, wovon wiederum nur ein kleiner Teil in der EU landet. Hauptabnehmer der Sojabohne ist China, das vor allem aufgrund des zunehmenden Fleischkonsums und Fleischexports einen entsprechend erhöhten Futtermittelbedarf aufweist.

7 Kann (Gen-)Soja nachhaltig sein?

Nicht nur Nordamerika setzt auf Gen- und Biotechnologie. Argentinische Farmer verwenden bereits seit 1998 überwiegend transgenes Soja. Seit 2003 liegt der Gensojaanteil dort bei über 99 Prozent. Auch der größte lateinamerikanische Sojaproduzent Brasilien ist nicht mehr frei von Gentechnik, seit Präsident Lula da Silva 2003 die mit aus Paraguay und Argentinien geschmuggeltem Saatgut angelegten Gensojafelder in Südbrasilien legalisierte. 2009 bauten brasilianische Sojapflanzer auf über 70 Prozent ihrer Anbaufläche Gensorten an. Ebenso wandeln Paraguay und Kolumbien längst auf dem Pfad der Gentechnik, während sich Indien und China noch damit zurückhalten. China kauft allerdings in großen Mengen billiges Gensoja aus Nord- und Südamerika und verkauft sein teureres, gentechnikfreies Soja an seine Nachbarstaaten und Europa.

Mehr oder weniger Gifte?

Ob in Nord- oder Südamerika: Die Sojafarmer setzen fast ausschließlich gentechnisch manipulierte Sorten wie Roundup-Ready (RR) ein, die eine künstliche Resistenz gegen das Pflanzengift Roundup mit dem Wirkstoff Glyphosat eingebaut haben. Firmen wie Monsanto und der schweizerische Gentechnologie- und Chemiekonzern Syngenta verdienen auf diese Weise doppelt: am Verkauf des Saatguts und des damit kombinierten Pestizids.

Glyphosat ist ein sogenanntes Totalherbizid, das praktisch alle Pflanzen vernichten soll – mit Ausnahme der gentechnisch veränderten, glyphosatresistenten Pflanzen. Doch der Wirkstoff ist nicht nur für die Flora giftig. »Roundup-Exposition führt zu akuten Vergiftungen, dies kann Anwender, aber auch unbeteiligte Personen treffen, die zum Beispiel einer Anwendung aus der Luft ausgesetzt sind«, erläutert Martha Mertens vom BUND. Glyphosat und sein Abbauprodukt Aminomethylphosphonsäure (AMPA) reichern sich an und werden beim Verzehr der RR-Sojabohnen mit aufgenommen. »Das Mittel steht im Verdacht, Zellteilung, Keimzellbildung und Embryonalentwicklung zu stören«, so die Biologin Mertens. Untersuchungen des französischen Forschers Gilles-Eric Séralini von der Universität Caen (Frankreich) ergaben, dass auf Glyphosat basierende Herbizide selbst in extrem niedrigen Konzentrationen toxisch für menschliche Zellen sind und den Hormonhaushalt stören.

Glyphosat schädigt zudem die Bodenorganismen. So beeinträchtigt das Herbizid die stickstoffbindenden Bakterien, weshalb die Monokulturen – entgegen anderer Behauptungen – zusätzlichen Dünger benötigen. Ein Hauptargument für die Ausweitung des Sojaanbaus sei ja die Erkenntnis gewesen, dass die Bohnen durch Unterstützung dieser Bakterien keinen Dünger brauchten, sondern dem Boden sogar Stickstoff zuführten, erläutert der Agroökologe Miguel Altieri von der Berkeley-Universität Kalifornien. Aufgrund der eingesetzten Herbizide benötigen die Farmer nun eben doch zusätzlich künstlichen Stickstoffdünger. Im Jahr 2008 kippten die US-Sojafarmer 120.000 Tonnen davon auf ihre Felder.

Genkonzerne behaupten weiterhin, dass dank ihrer neuen Sorten die Verwendung von Pestiziden verringert würde. So schreibt Monsanto Deutschland über die Umweltfolge seiner Gensorten in den USA: »Insgesamt konnten in den vergangenen zehn Jahren (1995–2005) rund 203 Millionen Kilogramm Pflanzenschutzmittel eingespart werden.« Gentechnikkritiker sehen dies zumindest bei den Herbiziden genau andersherum. Zwar würden tatsächlich weniger alte »Entlaubungsmittel« von Konkurrenzunternehmen eingesetzt, weil sie durch Roundup Ready zum Vorteil von Firmen wie Monsanto oder Syngenta ersetzt wurden – doch *insgesamt* gebe es keine Reduzierung.

Charles Benbrook, Agrarwissenschaftler und ehemaliger Landwirtschaftsberater der Carter-Administration, kommt in seiner im November 2009 veröffentlichten Publikation über die Folgen der Agrogentechnik in den USA zu dem Ergebnis, dass der Anbau transgener Sojabohnen in den vergangenen

13 Jahren zu einem Mehrverbrauch von 158 Millionen Kilogramm Herbiziden geführt hat. Dies bestätigt ungefähr die im Jahr 2008 vorgestellten Zahlen des Zentrums für Nahrungssicherheit (Center for Food Safety) in Washington, wonach 1994 insgesamt 2,2 Millionen Kilogramm Glyphosat auf die Sojafelder kamen. Bis 2006 sei diese Menge mit Einführung der Gensaaten um das fast Zwanzigfache auf 43,5 Millionen Kilogramm pro Jahr angestiegen. Im jüngsten Bericht der Organisation GRAIN über die Erfahrungen aus zwölf Jahren Gensoja in Argentinien heißt es: »Anstatt ihn zu verringern, ist der nationale Verbrauch von Glyphosat dramatisch gestiegen.« Während sich der Gensojaanbau Argentiniens zwischen 1996 und 2008 verfünffacht habe, habe sich der Herbizidverbrauch um das 14-fache auf 200 Millionen Liter pro Jahr erhöht.

Doch damit nicht genug: Der gerade durch die Gentechnik verursachte intensive Einsatz eines einzigen Herbizidwirkstoffs führte bereits dazu, dass bestimmte Wildkräuter (»Unkräuter«) in mehreren Anbaugebieten Argentiniens, Brasiliens und der USA genauso wie Gensoja resistent gegen Glyphosat geworden sind. Dies geschah allerdings nicht im Labor, sondern ist Teil natürlicher Anpassungsprozesse. Schon jetzt musste so mancher Genfarmer zur »Handarbeit« zurückkehren oder zusätzlich andere Herbizide versprühen, um seine Ernte vor den »bösen« »Superunkräutern« zu retten. Zahlen des Zentrums für Nahrungssicherheit zeigen für die USA nun wieder eine Erhöhung des nationalen Verbrauchs des »alten« Herbizids 2,4-D – bekannt durch das Vietnam-Entlaubungsmittel Agent Orange – von rund 0,6 Millionen Kilogramm im Jahr 2002 auf 1,6 Millionen Kilogramm im Jahr 2006.

Angesichts des massiven Herbizideinsatzes, der mit dem Anbau von Genpflanzen einhergeht, verwundert es nicht weiter, dass die biologische Vielfalt auf Agrar- und Nichtagrarflächen gleichermaßen bedroht ist. Eine groß angelegte Untersuchung aus Großbritannien aus dem Jahr 2003 *(Farm Scale Evaluations)* konnte nachweisen, dass an den Rändern von Ackerflächen mit herbizidresistenten Pflanzen 30 bis 44 Prozent weniger Blütenpflanzen und 39 Prozent weniger Samen vorzufinden sind. Auch die Zahl der von Wildpflanzen lebenden Insekten, zum Beispiel Schmetterlingen, nimmt drastisch ab.

Doch schon bald werde alles wieder besser und noch umweltfreundlicher, verspricht das Gen-Agrarbusiness. Denn gegen die »natürliche« Herbizidresistenz von unerwünschten Wildkräutern haben die Gentechnikfirmen bereits das passende Mittel parat: neue Gensorten, die gleichzeitig gegen mehrere Herbizide resistent sind, so dass die Farmer mehrere Pflanzengifte auf einmal oder hintereinander versprühen können. Dies sichert in jedem Fall das Einkommen der Konzernmanager und der Aktionäre für einige weitere Jahre, aber ob damit der Natur tatsächlich ein Schnippchen geschlagen wird, bleibt fraglich. Schon jetzt gibt es im US-Bundesstaat Missouri »größere Populationen des Fuchsschwanzgewächses *Amaranthus rudis*, die gegen Glyphosat, ALS-Inhibitoren und eine weitere Wirkstoffgruppe resistent sind«, so das deutsche Biotechnik-Webportal www.biosicherheit.de im Januar 2010.

Hungerbekämpfung mit (Gen-)Soja?

In seinem im Auftrag des United Soybean Board 2009 verfassten Bericht *Sojabohnenproduktion in den USA: Ein Vergleich nachhaltiger Produktionssysteme für herkömmliche, Biotech- und biologisch angebaute Sojabohnen* schreibt der Council for Agricultural Science and Technology: »Der UN-Generalsekretär hat angemahnt, dass die globale Nahrungsmittelversorgung bis 2030 um 50 Prozent gesteigert werden muss. Landwirtschaftliche Biotechnologie kann dabei helfen, die Bedürfnisse einer wachsenden Bevölkerung innerhalb der nächsten 20 Jahre zu befriedigen.« Die Weiterentwicklung und Verbreitung von Gensaat sei ein wichtiger Faktor im Kampf gegen den Hunger.

Bereits seit den 1980er-Jahren kritisieren gerade »Dritte-Welt«-Experten und Vegetarierorganisationen die Sojaindustrie dafür, dass die »hochwertige«, eiweißreiche Bohne – egal ob konventionell oder gentechnisch angebaut – fast ausschließlich als Viehfutter diente und nicht der menschlichen Ernährung. So würden Millionen von Tonnen an Nahrungsmitteln verschwendet. Denn ein Vielfaches an Mais oder Sojaschrot werde benötigt, wenn man es »über den Umweg Tier« zu sich nimmt, statt etwa Getreide direkt für die menschliche Ernährung zu verarbeiten. Allein mit den jährlich verbrauchten Futtermitteln könnte man mehrere Milliarden Menschen ernähren, so die »vegetarischen« Berechnungen.

Doch weder für ADM, Bunge, Cargill oder Monsanto greift dieses Argument wirklich. Den Konzernen ist es ziemlich egal, ob das konventionell oder gentechnisch hergestellte »Sojaprotein« mehr dem Vieh oder dem Menschen als Nahrung dient. So arbeiten sie schon seit Jahren gemeinsam mit der World Initiative for Soy in Human Health (WISHH), der World Soy Foundation (WSF), dem Hilfsprogramm der USA (USAID), dem Programm Food For The Poor (FFTP) und dem Welthungerprogramm der Vereinten Nationen zusammen, um ihre konventionellen oder gentechnisch manipulierten Sojaprodukte an die »Armen und Bedürftigen« der Welt zu verteilen. Dabei lassen sie keine Katastrophe aus. Beim jüngsten Erdbebenunglück in Haiti übernahmen sie sogar mit ihrem Soy Foods Haiti Alliance Relief Effort (Share) die Federführung. Die von der American Soybean Association (ASA) gegründete WISHH ist die Speerspitze des »Nahrungsprogramms« der Sojaindustrie, um laut eigener Erklärung »US-Sojaproteinexporte für die menschliche Ernährung in Entwicklungsländern zu fördern«. Die World Soy Foundation wiederum wurde laut Selbstdarstellung als »humanitärer Arm der US-Sojaindustrie« gegründet mit dem Ziel einer »nachhaltigen Ernährung für alle«. Hunger oder Mangelernährung werden schlichtweg genutzt, um der Wunderbohne neue Märkte zu erschließen.

Sojaprotein statt Fleisch und Milch als Lösung des Welthungerproblems anzubieten, ist deshalb zum einen nichts Neues, zum anderen zu kurz gedacht. Ganz zu schweigen von den möglichen gesundheitlichen Folgen dieser einseitigen, für die Menschheit noch sehr neuen, bei Medizinern aber bereits umstrittenen Ernährungsweise. Außerdem lenkt das »Fleischargument« von der eigentlichen, tieferen Ursache des Hungers auf der Welt ab: die seit Beginn der industriellen Revolution zunehmend kapitalisierte und monopolisierte globale Agrar- und Nahrungsmittelproduktion.

Früher – und das ist zum Glück noch an vielen Orten der Welt so – waren unsere Essensabfälle Hauptnahrung für unsere Hausschweine und Haushühner, den Rest holten sie sich von der Weide. Das war ihre sinnvolle ökologische Nische. Unsere globale Konsumgesellschaft wirft nun jährlich Millionen Tonnen Nahrungsmittel einfach weg. So landen etwa 30 bis 50 Prozent der Nahrungsmittel in den USA auf dem Müll. Die ökologische Nische für Rinder, Schafe und Ziegen wiederum waren und sind an Kräutern und Grassorten reiche Naturräume, die normalerweise nicht für Ackerkulturen taugen, die aber – beispielhaft im Cerrado zu sehen – mithilfe der energieintensiven, umweltschädlichen Agrartechnik zu regelrechten Agrarwüsten werden. Dem (Gen-)Agrarbusiness die Ernährung der Welt zu überlassen, heißt, den Bock zum Gärtner zu machen.

Neuer Etikettenschwindel: »verantwortliches Soja«

Im Jahr 2004, als die Kritik an der lateinamerikanischen Sojaproduktion selbst in den europäischen und US-amerikanischen Massenmedien angekommen war (in brasilianischen Massenmedien gibt es diese Kritik bis heute noch nicht wirklich), lud der World Wide Fund For Nature (WWF) Industrie, Großgrundbesitzer, Agrobusiness, Kleinbauern und andere Umweltschutzorganisationen zum »Runden Tisch für verantwortliches

Soja« ein. Mitglieder des schließlich 2006 am Sitz des WWF in der Schweiz gegründeten Vereins Round Table on Responsible Soy Association (RTRS) sind nahezu alle vom Soja- und Gensojaboom profitierenden Konzerne – von ADM, Amaggi, Cargill, Louis Dreyfus bis zu Monsanto, Syngenta und Unilever –, Banken, die beiden US-Naturschutzorganisationen The Nature Conservancy (TNC) und Conservation International (CI) sowie einige weniger bekannte Initiativen und Organisationen aus den Sojaverbraucher- und Sojaexportländern. Dieser Verbund aus Sojakonzernen, Finanzinstitutionen und vornehmlich aus den USA und der Schweiz stammenden Naturschutzorganisationen, die von der Industrie unterstützt werden, hat das Ziel, Kriterien und ein freiwilliges Zertifizierungssystem für eine »nachhaltige«, dennoch wachsende Sojaproduktion zu entwickeln. Eine Einschränkung des Sojaanbaus ist nicht das Ziel des RTRS, genauso wenig wie ein Verbot des Einsatzes von Gensorten oder Pestiziden.

Von Anfang an hagelte es von Menschenrechts- und Umweltschutzverbänden sowie bäuerlichen Organisationen Kritik an diesem Vorhaben des WWF. So nahm die Vereinigung für Familiäre Landwirtschaft (FETRAF) zwar an der ersten RTRS-Konferenz teil, stieg aber bald wieder aus, als für sie feststand, dass die Interessen der kleinbäuerlichen Landwirtschaft am Runden Tisch nicht respektiert würden. Regionale Bauernverbände und Umweltschützer auch in Deutschland kritisieren insbesondere, dass die großen Chemie- und Genfirmen mit am Runden Tisch sitzen dürfen und damit der Gentechnik ein »grünes Mäntelchen« verliehen wird. In einem offenen Brief an den WWF schreibt Georg Janßen von der Arbeitsgemeinschaft bäuerliche Landwirtschaft (AbL) im Namen des BUND und von mehr als einem Dutzend anderer landwirtschaftlicher Organisationen im Jahr 2009: »Es ist nicht vermittelbar, dass der WWF Europa sich in offiziellen Verlautbarungen gegen Gentechnik ausspricht, dieselbe Gentechnik dann aber als WWF International über Beschlüsse des Runden Tisches salonfähig macht.« Davon profitierten in erster Linie die multinationalen Konzerne, die mit am Tisch sitzen: Händler von Agrarmassengütern wie Bunge, ADM und Cargill, Ölfirmen auf der Suche nach Alternativen zu fossilen Treibstoffen wie Shell und BP sowie Gentechnikfirmen wie Monsanto, Syngenta und Bayer. Dank des WWF könnten sie nun dem Verbraucher zeigen, dass der Anbau von gentechnisch verändertem Soja »nachhaltig und verantwortbar« sei.

Nina Holland von der Nichtregierungsorganisation Corporate Europe Observatory und Els Wijnstra von der argentinischen Nichtregierungsorganisation Grupo de Reflexión Rural sehen den Runden Tisch als ein Ablenkungsmanöver: »Mit der Konzentration auf die Zertifizierung wird die Frage vermieden, ob nicht die Ausweitung der Sojaanbauflächen grundsätzlich gestoppt werden müsste.« Außerdem könnten vom angestrebten Zertifizierungssystem die kleinen Produzenten kaum profitieren. »Großgrundbesitzer und das Agrarbusiness haben deutliche Wettbewerbsvorteile und das nicht nur bei der Produktion, sondern ironischerweise auch bei der Einhaltung der Kriterien für

›verantwortlich‹ oder ›nachhaltig‹.« Dies ist im Übrigen auch mit ein Grund, weshalb der 5.000 vor allem kleinere und mittelgroße Sojafarmer Mato Grossos vertretende Verband Aprosoja den Runden Tisch 2009 verließ, während Mato Grossos Sojakönig Maggi weiterhin am Runden Tisch teilnimmt.

Aller Kritik zum Trotz verkündete der WWF im Juni 2010, dass die Welt ab 2011 »verantwortliches« Soja konsumieren könne. Der dazu in São Paulo beschlossene Kriterienkatalog bestätigt allerdings die Kritiker aus Nord und Süd. Gensoja muss zwar gekennzeichnet werden, darf sich aber dennoch künftig mit dem RTRS-Siegel schmücken. Selbst Pestizideinsätze per Flugzeug mit Roundup oder anderen Giften sind weiterhin erlaubt. Und wenn ein Biobauer in einer Region mit mehrheitlichem Gensojaanbau etwas anbauen will, dann ist er und nicht der Genfarmer verpflichtet, den notwendigen Sicherheitsabstand einzuhalten, um seine Felder gentechnikfrei zu halten. Schließlich wird auch die Ausweitung des Sojameeres klar abgesegnet. »Die Expansion des Sojaanbaus ist verantwortlich«, heißt es dazu in Paragraf 4.4. der RTRS-Regeln ganz klar. Konkret dürfen die Farmer neue Monokulturen auf bis Mai 2009 bereits abgeholzten Flächen anlegen sowie in Waldgebieten, die laut Gutachten kein Naturwald sind.

Das ist nicht nur »Business as usual«: Das seit Beginn der Sojaexpansion in Lateinamerika in den 1940er-Jahren angerichtete soziale und ökologische Unrecht, die Massenvertreibung und Existenzvernichtung von Millionen von Menschen, die Zerstörung von Millionen von Hektar subtropischer Feucht- und Trockenwälder und Savannen werden damit offiziell per Federstrich sanktioniert. Der RTRS sei – wie etliche nicht am Runden Tisch teilnehmende Umweltschutzgruppen meinen – nichts anderes als Schönfärberei *(greenwashing).*

Der RTRS ist aber doch noch etwas mehr. Denn für die beteiligten Organisationen geht es auch um das Abschöpfen von Spendengeldern und Millionen von staatlichen Fördergeldern für »nachhaltige« Handels-, Entwicklungs- oder Produktionsmaßnahmen. Der RTRS genieße massive finanzielle Unterstützung von staatlichen Stellen und Wirtschaftsverbänden in Europa, schreibt der Importeur von gentechnikfreiem Sojaschrot Jochen Koester im *Kritischen Agrarbericht 2010.* Zu den Förderern zählen das holländische Außen- und Landwirtschaftsministerium, das Schweizer Staatssekretariat für Wirtschaft (SECO) sowie die zum deutschen Bundesministerium für wirtschaftliche Zusammenarbeit und Entwicklung (BMZ) gehörende Gesellschaft für technische Zusammenarbeit (GTZ).

Doch damit nicht genug: RTRS-Geschäftsführer Hernandez stellt den beteiligten Sojafirmen auch Unterstützungsgelder aus dem Klimaschutzfonds (Stichwort: Kohlenstoffkredite) in Aussicht. Schließlich könnten die »nachhaltig« angebauten Sojapflanzen das Treibhausgas Kohlendioxid (CO_2) speichern und damit das Klima schützen. So versuchte Monsanto bereits bei der vergangenen Klimakonferenz 2009 in Kopenhagen, mit dem Hinweis auf den RTRS seine gentechnisch veränderten Sojasorten und ihren verstärkten »nachhaltigen« Anbau in Südamerika zur Biodieselproduktion als Klimaschutzmaßnahme zu verkaufen.

Mit Soja das Klima retten?

Benzin und Diesel, hergestellt aus Erdöl, bringen CO_2 in die Atmosphäre. Das heizt unser Klima an. Weil zudem die Tage fossiler Rohstoffe gezählt sind, liegt nach Meinung der Automobil- und Agrarindustrie die nachhaltige Zukunft im Treibstoff vom Acker. Biodiesel aus Pflanzenölen soll klimafreundlich sein, da »lediglich« die Menge CO_2 freigesetzt werde, die die Pflanzen während ihres Wachstums aus der Luft aufgenommen und als Pflanzenmasse gespeichert haben. Deshalb schossen Anfang des 21. Jahrhunderts in den USA und Brasilien Biodieselraffinerien wie Pilze aus dem Boden. Zu Beginn des Booms im Jahr 2005 waren etwa 67 neue Biodieselfabriken in den USA im Bau, die meisten davon mit Investitionen der Mais- und Sojakonzerne ADM und Cargill. Hauptrohstoff des Biodiesels sowohl in Nordamerika wie in Brasilien ist Sojaöl.

Doch die Gesamtklima- und Ökobilanz des Sojaanbaus und des daraus resultierenden Biodiesels fällt weit weniger gut aus, als es die Verheißungen der Biospritlobby – bestehend aus Erdölbranche, Chemie- und Gentechnikkonzernen, Agrarbusiness und Großgrundbesitzern – versprechen. »Durch die Förderung von großen, mechanisierten Monokulturen, die chemische Pestizide und Dünger benötigen, sind insgesamt eher steigende Treibhausgasemissionen zu erwarten«, vermutet Miguel A. Altieri, Wissenschaftler für Agroökologie an der kalifornischen Berkeley-Universität. Seinen Forschungen zufolge fällt die Treibhausgasbilanz von Agrarsprit bei Einbeziehung aller Faktoren kaum besser aus als die fossiler Treibstoffe. Zu den Emissionen durch den mechanisierten, chemieintensiven Ackerbau kommen schließlich die Emissionen, die bei Transport und Verarbeitung der Sojabohnen zu Pflanzenöl und Biodiesel entstehen, hinzu.

Bereits 2005 errechneten David Pimentel vom College of Agriculture and Life Sciences der Cornell Universität, New York, und Tad W. Patzek aus Berkeley, wie viel Energie aus fossilen Quellen benötigt wird, um verschiedene Arten von Biomasse in flüssigen Treibstoff umzuwandeln. Das Ergebnis, veröffentlicht im Fachblatt *Natural Resources Research,* war eindeutig: Biodieselherstellung aus Sojabohnen verschlingt 27 Prozent mehr fossile Energie, als der Agrotreibstoff selbst liefert.

»Der globale Klimawandel wird durch den Einsatz von industriellen Biotreibstoffen nicht verhindert«, resümiert Altieri. Seiner Meinung nach profitiere von der Biotreibstoffrevolution lediglich die mächtige Allianz aus Sojabusinessgiganten wie Cargill, ADM und Bunge, Erdölfirmen wie BP, Shell, Chevron, Neste Oil, Repsol und Total, Autokonzernen sowie Gentechnikriesen wie Monsanto, DuPont und Syngenta. Altieri: »Die Gentechnikindustrie nutzt das gegenwärtige Biotreibstofffieber, um ihr Image grünzuwaschen, indem sie transgenes Saatgut ausschließlich zur Energieproduktion entwickelt.« Denn das Gegenargument, genetisch manipulierte Pflanzen seien möglicherweise gesundheitsschädlich, greift hier nicht.

Selbstverständlich wurde den Analysen von Altieri, Pimentel und Patzek von der Industrie widersprochen. Doch selbst wenn die Energiebilanzen der Agrarspritkritiker zu pessimistisch gerechnet sein sollten, sind die für Biospritproduktion und Futtermittelexporte notwendigen großflächigen Monokulturen für die Menschheit auf Dauer untragbar. Selbst wenn die gesamte Sojaernte der USA – über 20 Prozent der gesamten Anbaufläche – in Biodiesel umgewandelt würde, könnten nur sechs Prozent des gegenwärtigen Dieselverbrauchs des Landes gedeckt werden, so Altieri. Grund dafür ist vor allem der hohe Flächenbedarf: Pro Hektar Sojafläche werden nach Berechnungen von Greenpeace nur rund 500 Liter Kraftstoff erzeugt. (Zum Vergleich: Mit Raps kann man die dreifache Menge je Hektar erzielen.) Um also ein Auto mit einer Fahrleistung von 15.000 Kilometern und einem Spritverbrauch von acht Litern pro Kilometer ein Jahr fahren zu können, müssten 2,4 Hektar Soja angebaut werden. Neben der geringen Energieeffizienz spricht nicht zuletzt dieser enorm hohe Flächenbedarf gegen Agrodiesel aus Sojapflanzen.

Soja oder nicht Soja?

Ob gentechnisch oder konventionell angebaut: Soja als Tierfutter oder Fleisch- und Käseimitat ist nicht die Lösung. Dies gilt auch für Biosoja aus Lateinamerika oder China. Die längst industrialisierte Biobranche rückt zwar gerne das Bild einer biologisch wirtschaftenden Kleinbauernfamilie oder -kooperative in den Vordergrund. Doch tatsächlich ist »Bio« nicht nur in Brasilien längst BBB: Big-Bio-Business. Großgrundbesitzer, Agrar- und Nahrungsmittelkonzerne wollen schließlich auch an lukrativen Nischenprodukten verdienen und die internationalen Biozertifizierer haben – bis auf wenige Ausnahmen – keinerlei Skrupel, dabei mitzuspielen. Beispielsweise fährt das Zucker- und Ethanolunternehmen Jalles Machado mit 41.000 Hektar Anbaufläche in Zentralbrasilien gleichzeitig auf etwa 20 Prozent der Fläche eine Bioschiene für Biozucker und Biosoja für den Export in die Industriestaaten. Laut Firmenangaben kontrolliere das Unternehmen mit einem Anteil von 90 Prozent den Biozuckermarkt in den USA.

Natürlich ist biologischer Anbau auch auf großen Flächen klar umweltfreundlicher als die mit chemischen Giften arbeitende konventionelle und gentechnische Landwirtschaft. Doch ist es meiner Ansicht nach kontraproduktiv, das unsoziale und unökologische Agrarbusiness mit Bioanbau querzufinanzieren. Zum anderen halte ich es für unmoralisch, wenn heute »gesunde« Bioprodukte aus der ehemaligen »Dritten Welt« in erster Linie exportiert werden oder aufgrund ihres hohen Preises ausschließlich einer Elite zugutekommen, während die Bevölkerung mit dem kontaminierten, »ungesunden« Rest abgespeist wird. Dies ist moderner Biokolonialismus und hat nichts mit Hungerbekämpfung oder ökologischem Denken zu tun.

Der Streit zwischen Umweltschützern und Genagrarbusiness – die Diskussion über Pro und Kontra der Gentechnik – sollte im Übrigen nicht dazu führen, dass die Folgen des »normalen« Sojaanbaus ins Vergessen geraten: Waldvernichtung, Verdrängung von Ureinwohnern, Kleinbauern und Viehzucht, Vernichtung landwirtschaftlicher Arbeitsplätze, Aufbrauchen und Vergiftung von Wasserressourcen, Bodenerosion, Verlust von Biodiversität, Ausweitung der Massentierhaltung und Konkurrenz zum Anbau »echter« Nahrungsmittel. Die für Menschenrechtler, Umwelt-, Natur- und Tierschützer entscheidende Frage sollte deshalb nicht »Gentechnik oder nicht Gentechnik?« lauten, sondern »Soja oder nicht Soja?«.

Über den Autor

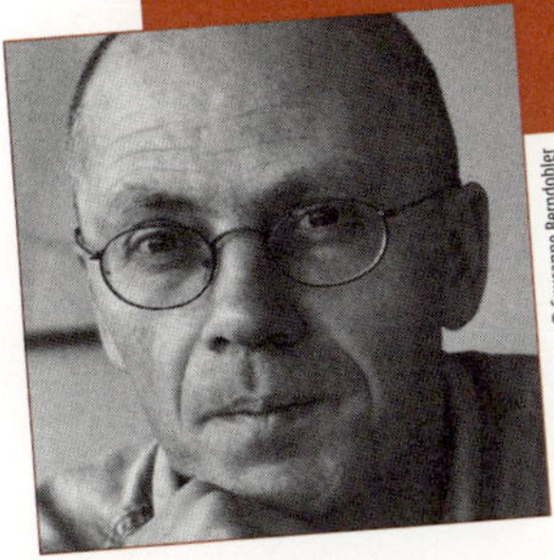

© Suusanne Berndobler

Norbert Suchanek

wurde 1963 in Würzburg geboren und publiziert seit 1988. Eine seiner ersten Reportagen beschäftigte sich mit der Abholzung und dem Landraub in Amazonien. Seitdem ist Suchanek, der über das Studium der Chemischen Technik zum Umweltjournalismus kam, dem Thema nicht nur als Autor treu geblieben. Neben investigativen Beiträgen engagierte er sich seit den 1980er-Jahren zunächst bei Greenpeace, später bei Eine-Welt-Netzwerken und anderen Initiativen für den Regenwaldschutz.

Er arbeitet heute als Korrespondent in Rio de Janeiro und ist Mitautor des Umweltportals www.ecodebate.com.br. Er setzt sich für die Rechte der indigenen Völker ein und hat ganz und gar nichts gegen Biokost oder Sojasoße. Im Gegenteil – sein Motto lautet: »(Bauern-)Wochenmarkt statt Weltmarkt!«

Zitierte und weiterführende Literatur

Benbrook, Charles: Impacts of Genetically Engineered Crops on Pesticide Use – The First Thirteen Years. The Organic Center 2009 (www.organic-center.org).

Colombani, Paolo: Fette Irrtümer – Ernährungsmythen entlarvt. Zürich 2010.

Fallon, Sally/Enig, Mary G./Fitzpatrick, Mike: Myths and Truths about Soy Foods. Soy Alert! Washington o.J. (www.soyonlineservice.co.nz).

Fearnside, Philip M.: Brazil's Cuiabá- Santarém (BR-163) Highway: the environmental cost of paving a soybean corridor through the Amazon. In: Environmental Management, Vol. 39(5) 2007: 601–14.

Gonder, Ulrike: Fett! Unterhaltsames und Informatives über fette Lügen und mehrfach ungesättigte Versprechungen. Stuttgart 2009.

Grupo de Reflexión Rural: United Soya Republics – The truth about soya production in South America, 2007 (www.grr.org.ar; www.lasojamata.org).

Hymowitz, Theodore/Shurtleff, William: Debunking Soybean Myths and Legends in the Historical and Popular Literature. Published online January 31, 2005, Crop Science 45:473–476 (2005).

Lindemann, Inge: Uran im Dünger – Landwirte wollen Phosphor und bringen Uran auf den Acker. Strahlentelex Nr. 532–533, 2009 (www.strahlentelex.de).

Lutzenberger, José A.: Die selbstmörderische Sinnlosigkeit der modernen Landwirtschaft. Fundação Gaia 2001 (www.fgaia.org.br).

Lutzenberger, José A.: Das Vermächtnis – Wir können die Natur nicht verbessern. Bonn 2003.

Mertens, Martha: Kollateralschäden im Boden – Roundup und sein Wirkstoff Glyphosat. In: AgrarBündnis (Hrsg.): Der kritische Agrarbericht 2010, Konstanz/Hamm 2010, S. 249–253 (www.kritischer-agrarbericht.de).

Pollmer, Udo: Die Sojastory. Eulenspiegel Ausgabe 4/2008 (www.das-eule.de).

Rehaag, Regine: Die Weichen sind gestellt – Brasilien auf dem Weg in die transgene Landwirtschaft. In: Jahrbuch Lateinamerika. Band 31 (Rohstoffboom mit Risiken), Berlin 2007 (www.boell.de).

Schuler, Christiana: Für Fleisch nicht die Bohne – Eine Studie zum Sojaanbau für die Erzeugung von Fleisch und Milch und für den Agrokraftstoffeinsatz in Deutschland 2007, Bund für Umwelt und Naturschutz (BUND) 2008 (www.bund.net).

Shurtleff, William / Aoyagi, Akiko: History of World Soybean Production and Trade. Soyinfo Center, Lafayette, California 2007 (www.soyinfocenter.com).

Taubes, Gary: Good Calories, Bad Calories: Fats, Carbs, and the Controversial Science of Diet and Health. New York 2007.